IM/PATIENTE

ISBN : 978-2-412-05080-4
Dépôt légal : septembre 2021
Imprimé en France
par Normandie Roto Impression s.a.s. (2104386)

Direction éditoriale : Marie-Anne Jost-Kotik
Responsable éditoriale : Aline Sibony
Édition : Olivia Karam
Relecture : Odile Duburcq
Mise en pages : Fabrice Del Rio Ruiz

Éditions First, un département d'Édi8
92, avenue de France
75013 Paris
France
Tél : 01 44 16 09 00
Fax : 01 44 16 09 01
Email : firstinfo@efirst.com
Ste Internet : www.editionsfirst.fr

Mounia El Kotni
Maëlle Sigonneau

IM/PATIENTE

Une exploration féministe du cancer du sein

D'après le podcast Im/Patiente,
produit par Nouvelles Écoutes

F1RST
ÉDITIONS

À force de masquer la maladie,
c'est toute la société qui met la tête dans le sable.

MAËLLE SIGONNEAU

SOMMAIRE

MAËLLE, UNE VOIX SINGULIÈRE

« Je m'appelle Maëlle Sigonneau. J'ai 32 ans, je suis en traitement depuis plus de deux ans pour un cancer du sein chronique.

Je pourrais me présenter comme éditrice. Mais mon vrai métier, aujourd'hui, c'est "patiente" option "impatiente", à temps plus que plein. Dans ce cadre, je veux apporter une voix différente.

Une voix qui parlerait de féminité, enjeu principal de cette maladie, bien plus que la survie, si j'en crois les injonctions reçues de toute part ("Avec la chimio, ce qui est top, c'est que t'auras pas à t'épiler !"). Être femme, à tout prix, jusqu'à pousser 30 %[1] des patientes à refuser en silence une partie de leurs traitements pour cause d'effets secondaires.

---

1. Voir l'article « Celles qui disent non à l'hormonothérapie » du 29 août 2017 sur www.rose-up.fr.

Une voix qui rappelle que nous sommes avant tout des individus et des citoyennes. Qu'il est inacceptable de poursuivre l'oppression économique des femmes jusque dans l'épreuve du cancer – coucou, cosmétiques spécialisés et sponsoring Octobre rose !
Une voix qui réponde à la cohorte de témoignages édifiants sur le cancer, cette "chance" qui invite *warriors*, *survivors* et autres héroïnes à découvrir des ressources insoupçonnées, pour enfin lancer – accomplissement ultime – une entreprise de foulards spécial chimio. La boucle est bouclée.
Une voix qui rabâche jusqu'à l'épuisement qu'un cancer n'est jamais une chance.
Que chaque patiente doit être respectée, que toute violence doit être dénoncée, qu'aucune gratuité des soins ne saurait justifier un non-respect du consentement.
Ma voix, qui vous dit : "Je ne veux pas vivre une vie de femme. Je veux vivre." »

Ce message, Maëlle et moi l'avons envoyé à plusieurs sociétés de production au début de l'été 2018, accompagné d'une plaquette de présentation de notre projet : une série d'épisodes de podcasts proposant une approche féministe du cancer du sein. L'objectif était de partir de l'expérience de Maëlle pour questionner de façon plus globale les injonctions auxquelles sont soumises les femmes atteintes d'un cancer du sein, que ce soit au contact du système médical ou dans le reste de la société. Une société dans laquelle Maëlle était plutôt confortablement installée d'ailleurs, comme elle le raconte dans le premier épisode du podcast[2].

2. Tous les épisodes du podcast Im/Patiente sont disponibles sur www.nouvellesecoutes.fr.

« Rien ne me distinguait franchement de la norme. Je n'avais pas conscience de mon genre, et de ce que ça impliquait d'être une femme. J'étais à peu près à la place qu'on m'avait attribuée : blanche, hétéro, classe moyenne, un job, un appart, une vie sociale, une vie sexuelle. » (Avril 2019)

Une norme qu'est venu bouleverser le cancer du sein.

« Je suis devenue, quasiment du jour au lendemain, marginale. Marginale par rapport à la population bien portante, parce que j'ai un cancer. Marginale par rapport aux femmes atteintes d'un cancer du sein, parce que je suis très jeune. Marginale par rapport à mes ami·e·s trentenaires, parce que ce qui caractérise socialement cette tranche d'âge me devient très difficilement accessible : vie sexuelle épanouie, établissement du couple, mariage, enfants, propriété foncière, CDI.
Marginale par rapport aux patientes jeunes atteintes d'un cancer du sein, parce que le mien est métastatique. Et là, j'atteins la marge de la marge, celle que personne ne veut regarder en face, celle qui vient déranger le stéréotype du gentil petit cancer du sein dont on guérit si facilement maintenant. » (Avril 2019)

Moi, Mounia El Kotni, je suis anthropologue. Depuis une dizaine d'années, je me suis spécialisée sur la thématique de la santé des femmes. Au Mexique et en France, j'ai rencontré des dizaines de personnes qui m'ont livré leurs expériences médicales, en particulier dans le domaine de la gynécologie et de l'obstétrique : violences physiques et verbales, dénigrement de la parole des femmes… la liste des maltraitances que j'ai documentées est longue[3]. Lorsque l'idée d'une collaboration avec Maëlle prend forme, bien que je n'aie jamais été concernée par le cancer, j'ai compris à quel point les similarités avec mes travaux précédents étaient frappantes : en oncologie aussi, les femmes s'entendent dire qu'elles exagèrent lorsqu'elles parlent de leur douleur ou des effets secondaires des traitements, là aussi elles subissent des maltraitances. Ce constat ne m'a pas vraiment étonnée, puisque, au final, même si les spécialités sont différentes, c'est de la même médecine qu'il s'agit, une médecine qui n'est pas imperméable au cadre social dans lequel elle se déploie : une société patriarcale.

En France, le cancer du sein est la première cause de mortalité chez les femmes. Malgré les progrès thérapeutiques et un dépistage de plus en plus ciblé, promu chaque année lors d'Octobre rose, mois dédié à la sensibilisation autour du cancer du sein, cette statistique ne change pas. Maëlle ne supportait pas l'hypocrisie d'Octobre rose, qui est devenu une gigantesque opération marketing. Face à « l'épidémie invisible[4] » des maladies chroniques, elle était très en colère que le cancer continue d'être un sujet tabou. Les chiffres du cancer du sein, 12 000 décès par an – quatre fois plus que de morts sur les routes ! –, méritent que l'on s'émeuve à l'échelle individuelle, que l'on s'indigne collectivement.

« Au moins avec la chimio, tu n'auras plus à t'épiler » : cette phrase, entendue maintes fois par de nombreuses

3. Notamment à travers ma participation à la réécriture de l'ouvrage *Notre corps, nous-mêmes,* Hors d'Atteinte, 2020. La liste de mes publications est disponible sur www.mouniaelkotni.com.

4. Telle que la qualifie l'Organisation mondiale de la santé.

femmes suivant une chimiothérapie, illustre à quel point, même au cœur de la maladie, les femmes ne sont pas exemptes d'injonctions sexistes. Si bien que l'on peut se demander, comme le faisait Maëlle, si c'est le cancer que l'on soigne ou la féminité[5]. En se racontant et en dévoilant son parcours jusque dans l'intimité, Maëlle a fait résonner son expérience de malade au-delà du cancer du sein. Les femmes avec d'autres maladies chroniques, comme l'endométriose ou la sclérose en plaques, ont trouvé dans ses mots un écho puissant à ce qu'elles vivaient au quotidien : les relations avec les médecins, le monde du travail inadapté, l'impossibilité d'être soi, et l'obligation de faire comme si la maladie n'était pas là.

Ce livre approfondit le travail entamé avec le podcast, commencé avec Maëlle et que j'ai poursuivi avec le soutien de la société de production Nouvelles Écoutes et de ses parents après son décès en août 2019. Nous passons au crible l'impact social de la maladie et montrons comment il est enjoint aux patientes de surtout rester dans le rang, de faire bonne figure – d'employée, de mère, de conjointe – de ne surtout pas montrer qu'elles sont malades, et, au final, de continuer à faire tenir la société en prenant soin des autres alors que personne ne prend soin d'elles. En contre-pied de ce constat, ce livre est aussi une ode au féminisme, à l'amour des unes et des autres que Maëlle incarnait pour les personnes qui l'avaient côtoyée.

---

5. « Cancer du sein : «Traite-t-on la maladie ou la féminité ?» », interview de Maëlle par Géraldine Dormoy, www.lexpress.fr, 26 avril 2019.

Par-delà l'intime : une analyse féministe du cancer du sein

« Avec Im/Patiente, je veux vous raconter une autre histoire du cancer. Une histoire qui laisse la place à toutes les patientes d'exister comme elles le souhaitent. Une histoire de lutte à construire sans attendre : aucune de nous n'a de temps à perdre. Une histoire de doute, d'émancipation et de puissance. » (Avril 2019)

L'intime est profondément, profondément politique. Et c'est tout le travail du patriarcat de nous faire croire le contraire : que le sang qui s'écoule de notre vagin est sale, que le travail gratuit effectué dans nos foyers est naturel, que nos poils sont disgracieux, que notre préoccupation pour notre apparence physique n'est que vanité. Alors que chaque mot partagé sur chacun des sujets qui font le quotidien des femmes et de celleux qui ne se retrouvent pas dans les normes de genre (que ces mots soient une prise de conscience solitaire, une phrase chuchotée ou une histoire partagée publiquement) nous rend plus fort·e·s collectivement. Cette prise de conscience, qui s'accompagne parfois de prise de parole publique, est vertigineuse.

« C'est flippant, de parler de soi. De parler vraiment de soi. Je ne veux pas être un témoignage tire-larmes sur la maladie, je ne veux pas non plus me poser en guerrière. Je ne veux pas être un cliché. Et, franchement, c'est pas facile. Tout ça me met face à mes propres contradictions. Et puis, en parlant de la réalité crue de la maladie, j'ai peur de faire peur, de faire fuir. Alors, je suis tout le temps tentée d'édulcorer, d'adoucir, de ne pas tout dire,

> de maîtriser l'expression de ma souffrance. J'ai tellement l'habitude de rassurer. J'ai peur d'être agressive : c'est si confortable d'être mignonne. J'ai peur de culpabiliser d'autres femmes en partageant mon expérience et mes doutes. J'ai peur de me tromper d'objet de colère, d'être irrationnelle. » (Avril 2019)

Cette crainte d'être jugée irrationnelle en parlant de sa propre expérience est partagée par de nombreuses femmes, conditionnées depuis l'enfance à ne pas vouloir trop déranger, à mettre en doute leur propre parole, à intégrer que, nous les femmes, exagérons toujours. C'est pour mettre à jour ces mécanismes d'invisibilisation de la parole des femmes sur leur maladie qu'Im/Patiente propose une analyse féministe du cancer du sein. L'accueil réservé au podcast nous a encouragées dans ce choix : cette approche nécessaire manquait, Maëlle avait visé juste. Comme le disent ses ami·e·s, peu de personnes peuvent autant transmettre l'émotion et l'envie de se battre à travers des mots, et une voix, que Maëlle. Elle parlait de son expérience, mais son auditoire se sentait immédiatement concerné. Elle renversait sa position de marginalisée pour en faire le centre de questionnements universels.

> « Être marginale, tu peux le voir soit comme une exclusion, soit comme une ouverture. Tout est possible. À partir du moment où t'es plus dans les cases et que tu l'acceptes, tout est possible. » (Juin 2018)

J'ai dit plus haut qu'au cours de mes recherches, j'avais recueilli de nombreux récits de violences médicales. Je veux ajouter que j'ai également croisé des personnes qui m'ont donné de l'espoir et qui se battent quotidiennement pour une médecine respectueuse des patient·e·s. C'est important, pour moi qui travaille à dénoncer les violences, de porter aussi un message d'espoir. Et cela tenait également à cœur à Maëlle : parler et dénoncer ce que vivent les femmes, les patientes, avec pour objectif d'améliorer ce qui ne va pas. Elle avait un projet manifeste, quelque chose qui rassemble et qui mène vers l'action. Que les patientes soient au centre d'une alliance entre, d'un côté, une médecine qui porte l'espoir d'une guérison, et, de l'autre, une société qui se mobilise pour faire écho à leurs demandes et cesse de traiter le cancer comme un phénomène individuel isolé, une « faute-à-pas-de-chance ». Que toutes et tous, nous nous mettions enfin à traquer sans relâche toutes ses causes possibles.

Du livre au podcast puis… au livre

Le projet de livre préexistait au podcast, mais c'est finalement dans un autre ordre que se sont déroulées les choses. Je me souviens que Maëlle était très excitée lorsque nous avons reçu les premières marques d'intérêt sur notre projet, moi plus réservée sur le moment, en attendant que les engagements se concrétisent. En me replongeant dans les messages échangés avec ses ami·e·s à cette période, je revis cette excitation : nos réunions de travail au début de l'été 2018 pour peaufiner notre idée, le rendez-vous avec Lauren Bastide à l'automne, suivi de la proposition de contrat, de la préparation des épisodes, de la sortie de la bande-annonce… Tous ces événements trépidants sont entremêlés de SMS sur les rendez-vous médicaux, la chimiothérapie qui ne fonctionne pas, la fatigue chronique, le scanner qui est bon, mais en fait non, les hospitalisations. La maladie, toujours là, dicte le rythme des journées, les possibilités de sortie, de voir ses ami·e·s, de travailler. Et parmi tout cela, l'optimisme de Maëlle et son envie de vivre à cent à l'heure.

> « J'ai commencé ma nouvelle chimio aujourd'hui. Par contre, j'attends toujours la pose du PAC pulmonaire[6], donc probablement à l'hôpital jusqu'à lundi. À côté de ça, les retours sur le podcast sont fous. Je reçois plein de super messages sur Instagram, des premiers témoignages ; une scénariste m'a contactée car elle pense que ça pourrait faire une série. Je suis à court d'émojis, je ne sais plus ce que je ressens !
> [...] J'ai entièrement écrit l'épisode 2 du podcast dans mon lit d'hôpital, ce qui était complètement à propos mais tellement chelou. Et donc l'enregistrer à la sortie avec encore mon bracelet d'hôpital, c'était très puissant pour moi, très émouvant. » (Mai 2019)
> « Enregistrement de l'épisode 3 demain : je veux bien quelques croisements de doigts pour que j'aie assez de souffle pour le faire ! » (Juin 2019)

Ce livre a pour point de départ le travail que nous avons effectué pour le podcast Im/Patiente : les scripts, mais aussi toutes les recherches annexes que nous n'avions finalement pas pu évoquer dans les épisodes. Les parents de Maëlle, Danièle et Frédéric Sigonneau, ont replongé dans les documents écrits que leur fille avait laissés sur son ordinateur, les dossiers médicaux, sollicité ses ami·e·s, et contribué à la rédaction de certaines parties du texte. Les ami·e·s de Maëlle ont remonté

6. Le PAC pulmonaire (ou pleurocath pour cathéter pleural) est un drain posé à demeure entre la plèvre et le poumon pour permettre de ponctionner régulièrement le liquide qui s'y accumule et empêche de respirer correctement.

trois ans de conversations par messages ; je salue ici le courage et l'amour de tou·te·s, et en particulier de Lucie, Simon et Juliette.

Ce livre est donc le fruit des pensées de Maëlle et du travail commun que nous avions accompli pendant la préparation du podcast, ainsi que d'une part d'analyses qui sont miennes. Le « nous » et les « je » s'entremêlent pour laisser toute la place de développer la pensée critique, souvent sans filtre, de Maëlle. Je mentirais par omission si je ne disais pas que ce travail a été aussi difficile que bouleversant, mais tout aussi enrichissant. Maëlle – sa voix, son rire, ses expressions – était partout et nulle part. Et la voilà tout à coup qui surgit à la radio, un 1er juin 2021 ; elle était à côté de moi, me tenant la main. Finalement, le désordre des choses, que le podcast préexiste au livre, a permis au monde d'*entendre* Maëlle. Je suis heureuse que nous ayons son souvenir en partage.

J'espère que ce livre résonnera chez toutes les patientes impatientes, que le cancer du sein soit leur quotidien ou une histoire plus ancienne. J'espère aussi qu'il trouvera écho chez celles ou ceux qui ne se sentent pas concerné·e·s, car vous l'êtes.

1
JE DOIS AVOIR PEUR ?

« J'ai un cancer du sein. Je l'ai appris le 6 janvier 2016, il y a pile un mois. Un diagnostic "sûr à 90 %", est-ce que ça compte ? Ça compte. Et depuis le 7 janvier, c'est sûr à 100 %, voire plus. C'est grave, c'est peut-être pire : car, oui, je suis en train d'apprendre qu'il y a pire que grave. Il y a mortel. Je suis mortelle. Je suis malade. Je ne suis pas que ça, mais je le suis aussi.
J'ai 30 ans, et j'ai peur. De souffrir, de changer, de perdre. J'ai peur parce que j'aime. La vie, mon corps, les gens et l'air iodé. Faudrait-il, faudra-t-il, aimer moins ? C'est, je crois, ce qui m'attriste le plus. » (Février 2016)

J'ai rencontré Maëlle en novembre 2016. Jeune docteure en anthropologie, je travaillais alors comme formatrice freelance sur les inégalités de genre. J'avais été recrutée par une entreprise qui proposait des formations qualifiantes aux métiers techniques du numérique, afin de concevoir et d'animer un cycle de préformation ciblant spécifiquement les femmes[1]. Parmi la quarantaine de participantes à ces quatre semaines de formation, il y avait Maëlle. Elle avait les cheveux courts, le teint plutôt pâle mais pas plus que d'autres, du vernis à ongles, comme moi. J'étais très loin de me douter qu'elle était en traitement pour un cancer du sein métastatique. Lorsqu'elle a annulé sa participation à l'événement de clôture de la formation, je ne savais pas qu'elle venait d'apprendre que sa mastectomie n'aurait pas lieu, que de nouvelles métastases avaient été détectées. Tout cela, je ne l'ai appris que par la suite, lorsqu'elle m'a raconté son histoire. C'est près d'un an plus tard, en septembre 2017, à la fin de la réunion mensuelle d'un groupe de réflexion féministe que nous avions organisé avec des amies[2], que Maëlle me demande si j'ai un peu de temps ; elle voudrait me parler de « quelque chose », un projet sur lequel elle aimerait mon avis. Là, alors que nous commandons un thé, elle me raconte son cancer. Mais surtout, immédiatement, elle déroule son analyse de sa maladie, du traitement social du cancer qui l'exaspère et les injonctions à la féminité qui pleuvent de toute part. Tout est déjà là, mais elle ne sait pas quoi en faire. Nous décidons de chercher le meilleur moyen pour que son message atteigne un maximum de personnes. Après avoir d'abord imaginé proposer une série de plusieurs articles pour un média, Élodie Font et Charlène Nouyoux, dont nous avions toutes les deux adoré le podcast sur la PMA[3] et que nous rencontrons en mai 2018, nous orientent sur la piste d'un podcast. L'idée nous séduit

1. Ce cycle a été coorganisé avec une équipe de femmes incroyables au sein de l'entreprise, que je remercie vivement : Anne-Solène Chevalier, Noor Daoudi-Dramé, Charlotte Limousin, Johanna Niedzialkowski, Anne-Charlotte Oriol, Léa Oriol et Laure Pichot.

2. Anaïs Enet-Andrade et Agathe Décarsin, merci !

3. « Il était une fois la PMA », podcast disponible sur www.cheekmagazine.fr.

immédiatement ; c'est vrai que la voix de Maëlle est envoûtante, je m'en suis rendu compte lors d'un long entretien que nous avons réalisé ensemble. Nous retravaillons donc notre projet pour en faire un podcast, que nous imaginons d'abord en quatre épisodes. La rencontre avec Nouvelles Écoutes à l'été 2018 concrétisera ce projet. Maëlle a alors 33 ans. On lui a diagnostiqué un cancer du sein métastatique deux ans et demi plus tôt. Elle est passée par de nombreux examens médicaux plus ou moins invasifs, a rencontré des personnels soignants plus ou moins sympathiques, ne porte pas de perruque mais des turbans quand elle en a envie. Elle s'est fait tatouer un phare battu par les vagues sur l'avant-bras, rappel de la mer houleuse qu'elle a toujours aimée et de la résistance à l'adversité.

L'annonce : comment humaniser une mauvaise nouvelle

> « 10 décembre 2015. Je croule sous le boulot et n'ai pas pris le temps de m'occuper de cette plaque rouge sous mon aisselle, ni de la douleur que je sens au niveau de mon sein gauche depuis huit mois et qui me fait mal quand je fais du yoga. Je prends enfin rendez-vous chez une généraliste qui me prescrit une mammographie et me rassure : "Ne vous en faites pas trop, un cancer du sein, ça ne fait pas mal."
> Entre Noël et le Nouvel An, je vais passer cette mammographie dans un centre privé en bas de mon travail. Je suis seule. J'ai peur, mais je me répète comme un mantra : "Un cancer du sein, ça ne fait pas mal." Quand la machine compresse mon sein, je ressens une douleur insupportable. Ça doit être bon signe du coup, non ?

Sans explications, on me dit que je dois passer immédiatement une échographie. Je n'ose pas poser de questions. Je suis terrifiée. L'échographe déclare : "Oui, il y a quelque chose qui pourrait devenir cancéreux." Il faut subir une biopsie. Immédiatement. À nouveau, cette sensation dans mes tripes : ce n'est pas bon. Je me mets à pleurer. Je pleure en attendant la biopsie, je pleure pendant la biopsie, je pleure en attendant de voir le médecin après la biopsie. Je pleure parce que j'ai peur, bien sûr, mais aussi parce que pour la première fois, je prends conscience du niveau de souffrance physique avec lequel je vis depuis des mois. Pendant des heures, je pleure, et personne, à aucun moment, ne me réconforte, ne me dit : "Ça va aller" ou "ce n'est rien, allons". Personne même ne me regarde dans les yeux. Je suis inaudible, invisible.
Au labo, le cauchemar continue. Je suis dans le bureau d'un type qui regarde mes résultats et qui ne dit rien. Alors que je suis en train de pleurer, que je ne comprends rien. On est entre Noël et le jour de l'an, je suis arrivée il y a trois heures seulement pour une mammographie. Et j'ai subi une biopsie, de force, presque, parce que je ne m'y attendais pas. On ne m'a rien expliqué, on ne m'a pas demandé mon avis. Personne n'a essayé de me calmer alors qu'on m'a enfoncé une aiguille longue comme ça dans la poitrine. Une biopsie, c'est invasif, c'est violent.
Dans ce bureau, le type répète : "Bon, bon, bon" et "euh, bon-bon-bon-bon-bon". Il ne dit rien, en fait. Assis sur sa chaise à roulettes, face à moi, il prend son téléphone, fait tourner sa chaise pour se trouver dos à moi, et appelle l'institut Curie. J'entends "urgence", "faut la voir", "le plus

vite possible"... Il raccroche, retourne sa chaise, et me dit juste "au revoir".
Il m'a "annoncé" que j'avais probablement un cancer en me tournant le dos, au téléphone, en se disant que si j'entendais qu'il appelait l'institut Curie, j'allais bien comprendre qu'il y avait un truc... C'est quand même hallucinant de faire des choses pareilles. » (Juin 2018)

En une seule journée, Maëlle subit plusieurs examens importants, seule, et avec très peu d'explications sur les raisons ou les résultats, et aucun accompagnement émotionnel ni psychologique. Brusquement, elle passe de trentenaire-ordinaire-qui-a-un-peu-mal-sous-l'aisselle à « patiente ». Pourtant, s'il existe des moments délicats et importants dans le parcours de soins, ce sont bien les temps des annonces. L'annonce initiale du cancer, et celles qui peuvent suivre selon l'évolution de la maladie. Les médecins sont loin d'y être formé·e·s : certaines patientes ont appris leur diagnostic de cancer du sein par un mail alors qu'elles étaient sur leur lieu de travail[4].

Une consultation dédiée à l'annonce

Pour le médecin et écrivain Martin Winckler, l'annonce fait partie du métier de médecin, elle est obligatoire, quelle que soit sa teneur[5]. Il analyse : « Pourquoi est-ce que c'est difficile pour quelqu'un d'entendre une mauvaise nouvelle ? Parce que ça nous change, si on nous annonce une mauvaise nouvelle sur nous-même ou sur quelqu'un qui nous touche de près, on

4. C'est le cas de Cynthia, que vous pouvez retrouver dans l'article « Le cancer du sein, un combat à sein nu », sur www.nothingbutthewax.com, novembre 2017.

5. « Ça fait partie de notre métier d'annoncer aux gens ce qu'ils ont, même si c'est pas une bonne nouvelle », écrit-il sur son site internet www.martinwinckler.com.

n'est plus dans le même monde. On n'est plus dans le monde où on maîtrise son environnement, on est dans un monde où on subit. » Et c'est justement parce que c'est si difficile que c'est important. Depuis le plan Cancer de 2003, la consultation d'annonce est mieux encadrée : « C'est une consultation dédiée, un peu plus longue, dans un endroit calme et accueillant, au cours de laquelle le médecin (oncologue ou spécialiste) vous confirmera le diagnostic de votre maladie avec des mots simples. Il répondra à vos questions au rythme où vous voulez les entendre et vous présentera les traitements envisagés[6]. » On est bien loin de ce qui s'est passé pour Maëlle.

Pour la docteure Suzette Delaloge, cheffe du service cancer du sein à l'institut Gustave-Roussy, le rôle des médecins, qui ont connaissance du diagnostic avant la personne concernée, est de transmettre l'information et d'accompagner les patient·e·s dans l'acceptation de la nouvelle, ainsi qu'elle nous l'expliquait dans l'épisode 2 du podcast : « On aide à transformer la nouvelle pour qu'elle soit plus recevable. Je ne dis pas que c'est facile pour la personne qui la reçoit, mais cela fait partie de notre rôle d'aider à la recevoir de façon moins difficile. » Pour que ce soit le cas, il est donc crucial de prendre le temps, d'être formé·e à l'annonce, ce qui manque dans les études de médecine, comme le souligne Martin Winckler. Des thèses de médecine récentes se sont intéressées à l'annonce de maladies graves telle qu'elle est vécue par les médecins[7] et par

6. Brochure « Le dispositif d'annonce. Information destinée aux patients atteints du cancer », Réseau des malades et des proches de la Ligue contre le cancer, Institut national du cancer, octobre 2009.

7. Jonathan Vivier, « L'annonce d'une maladie grave. Enquête auprès de médecins généralistes de la région nancéenne », thèse de médecine, université de Lorraine, 2013.

les patient·e·s[8]. Sur un échantillon de quinze médecins interrogé·e·s en Meurthe-et-Moselle, la majorité ne préparait pas l'annonce du diagnostic et ne prévoyait pas de consultation dédiée[9]. Certain·e·s médecins avec qui j'ai parlé de l'annonce m'ont expliqué qu'il arrive que les patient·e·s englobent le message (la mauvaise nouvelle) et le ou la messagère (le ou la médecin) et qu'il ne peut y avoir alors de « bonne » annonce. Il est pourtant possible d'éviter qu'à ce moment déjà difficile ne s'ajoute de la violence.

Un soutien émotionnel indispensable

Le docteur Robert Buckman, oncologue canadien, a travaillé pendant de nombreuses années sur la communication en médecine. Il insistait sur l'importance pour les médecins de se former à cette discipline. Dans son ouvrage *S'asseoir pour en parler*[10], il présente les éléments qui sont indispensables selon lui à l'annonce d'une mauvaise nouvelle : préparer la consultation, être dans un lieu au calme, en face-à-face, cerner ce que veut savoir le ou la patient·e, lui proposer de venir avec un·e proche, et faire preuve d'empathie à toutes les étapes. Robert Buckman recommande également des consultations d'au moins quarante-cinq minutes. En France, la Ligue nationale contre le cancer propose un dispositif pour « humaniser » l'annonce et des formations aux professionnel·le·s de santé. Elle a également contribué à la mise en place, au début des années

8. Omahira Coutin, « Vécu de l'annonce de la maladie grave par le patient à La Réunion : étude qualitative », thèse de médecine, université de Bordeaux et université de La Réunion, 2018.

9. Jonathan Vivier, *op. cit.*

10. Robert Buckman, *S'asseoir pour parler. L'art de communiquer de mauvaises nouvelles aux malades*, Masson, 2001.

2000, d'une seconde consultation permettant de détailler le protocole du ou de la patient·e, établi en concertation entre l'oncologue et d'autres professionnel·le·s de santé lors d'une réunion de concertation pluridisciplinaire (RCP). Selon le stade de la maladie et d'autres facteurs propres à chacun·e, différents traitements peuvent être proposés, mais le parcours cumule souvent chimiothérapie, radiothérapie, mastectomie et hormonothérapie[11]. Si tous ces traitements servent à agir contre la maladie elle-même, la dimension psychologique de celle-ci est souvent occultée, alors que pour les personnes qui apprennent qu'elles ont une maladie grave, la prise en charge psychologique, suite à l'annonce notamment, fait partie des demandes les plus récurrentes[12].

L'annonce peut en effet provoquer différentes réactions comme un état de sidération qui fait qu'on ne retient en général pas grand-chose, tant le choc du diagnostic est fort. C'est pour cela que se faire accompagner lors des consultations peut se révéler un soutien précieux. Au-delà de l'appui émotionnel qu'apporte l'accompagnant·e, ce·tte dernier·ère retient ou note les informations médicales, pose les questions préparées en amont et agit en cas de maltraitance verbale ou physique[13]. Mon amie Cassandre, alors jeune trentenaire, m'a raconté son premier rendez-vous d'annonce auquel elle ne s'attendait pas : « Ce premier rendez-vous, j'y suis allée seule. Vraiment, je ne me doutais de rien. Pourtant, le rendez-vous était dans le couloir cancer du sein, et dans la salle d'attente, il y avait des

11. L'analyse des conséquences de ces traitements sera abordée dans le chapitre 4.

12. Omahira Coutin, *op. cit.*

13. Dans le chapitre 2, nous donnons quelques pistes pour préparer au mieux sa consultation médicale.

magazines sur des perruques. Je me dis : « Ah, quand même », mais je ne m'y attendais toujours pas. En plus, personne n'est clair. Au téléphone, je demande pourquoi c'est, et on ne me dit rien. La gynécologue n'était pas claire : “Ce n'est pas à moi de vous le dire”. Ils ne veulent pas te le dire. » Depuis ce rendez-vous, elle a ensuite systématiquement demandé à son conjoint de l'accompagner.

Le diagnostic du cancer change son rapport au monde

> « Je ne sais pas. Je crois que je me sentais super bien et que c'est normal que ça me rattrape des fois. Je pleure parce que je déteste être malade, et que quand ça me rattrape, ça me coupe encore le souffle. Je pleure parce que je sentais le monde s'ouvrir et que d'un coup, tout se referme. Je pleure parce que je veux être heureuse. » (Octobre 2016)

Après la non-annonce de son cancer du sein, fin décembre 2015, Maëlle est prise en charge début janvier 2016 à l'institut Curie, où elle fait ce qu'elle appelle sa « rentrée ».

> « À Curie, ils ont mis une espèce de procédure, comme la rentrée des classes à l'école, pour le premier jour d'hospitalisation. Je ne sais pas si tous les hôpitaux ont le même protocole. J'ai été prise en charge par une infirmière qui m'a emmenée de service en service toute la journée, qui m'a fait remplir les papiers administratifs, ensuite qui m'a fait rencontrer l'oncologue, puis le chirurgien. Elle m'a baladée, un peu, comme ça. J'ai un souvenir très bizarre de cette petite bonne femme de 50 ans qui avait vraiment

le physique de la ménagère américaine qui fait ses confitures, dans le Missouri. J'avais l'impression qu'elle sortait d'un *cartoon*, alors qu'elle me trimbalait de service en service et qu'on m'annonçait : "On va t'enlever un sein, tu vas perdre tes cheveux dans deux semaines"... Au fond, je me disais : "Mais qu'est-ce qu'il se passe ?" »

Peu de temps après, en février 2016, Maëlle vit une deuxième annonce tout aussi brutale que la première.

« Je passe un scanner pour vérifier que la maladie ne s'est pas étendue en dehors du sein. On trouve un nodule au poumon. Encore cette sensation. Ce n'est pas bon.
Je pleure pendant des heures dans un café, avec une amie qui me donne tout le PQ des toilettes du bar.
Le lendemain, mon ami Adrien m'accompagne chez mon oncologue, une jeune femme qui doit avoir à peu près mon âge. Je n'ai qu'une peur : avoir un cancer du poumon en plus d'un cancer du sein. Elle me rassure : "Non, non, pas du tout, c'est bien le même cancer. Ce sera pris en charge par la chimio de la même façon."
Je respire, je rigole avec Adrien, c'est bon, alors ? Gêne. "Ben... en fait, euh, non." Ce n'est pas bon. Elle m'explique que ce truc au poumon, c'est une métastase. Sale mot.
Le cancer du sein métastatique, c'est un cancer chronique. Ou incurable. Je vais enchaîner les rémissions et les rechutes. Mais je vais pouvoir voyager ! Je demande, hébétée, si ça en vaut vraiment la peine, lui donnant une dernière occasion de me rassurer. Elle me répond : "Je le crois, oui, sinon ça va aller très vite."

À ce moment-là, j'ai complètement perdu pied. L'oncologue me fait pourtant sortir de son bureau et patienter en salle d'attente pour recevoir ma seconde injection de chimiothérapie. Je ne sais pas combien de temps j'ai pleuré dans cette salle, devant sa porte. Pliée en deux sur une chaise, la main de mon pote dans le dos. Incapable de sortir la tête de mes genoux, de seulement ouvrir les yeux. À ne savoir que gémir, que supplier, que dire : "Ça sert à rien", encore et encore et encore.
Je n'en ai aucun souvenir, mais mon pote m'a dit qu'une patiente s'est adressée à lui, pensant que si j'étais dans cet état, c'était parce que je ne voulais pas perdre mes cheveux. Puis j'ai senti une main sur mon épaule. Une voix qui demande : "Qu'est-ce qui vous arrive ? Est-ce que je peux vous aider ?"
Ça, c'était mon premier contact avec celui que j'appellerai le Capitaine. Mue par un instinct de protection, je recule et demande : "Je sais pas, vous êtes qui, vous ?" Il m'explique qu'il est oncologue, que ça fait trente ans qu'il travaille sur le cancer. Ce qui m'arrive ? J'essaie de lui expliquer. Il me dit qu'effectivement, ça a l'air compliqué, mon affaire. Mais qu'il en a vu d'autres. Que quand il a commencé, certains cancers étaient incurables et ne le sont plus aujourd'hui. Qu'il faut avoir confiance dans la recherche. Il me demande qui m'a laissée dans cet état, et fonce dans le bureau de sa collègue. Derrière la porte, je l'entends crier, dire que c'est inadmissible de laisser une patiente dans cet état, qu'il faut convoquer la psychiatre, faire quelque chose pour me soulager. Il revient me voir et me dit qu'on va s'occuper de moi, qu'on ne va pas me laisser comme ça. »

Le Capitaine, peut-être grâce à ses années d'expérience, a su trouver les mots pour réconforter Maëlle, et surtout détecter ce qu'elle avait envie de savoir sur sa maladie et ce qu'elle préférait ignorer. Dans le contexte de l'annonce, le comportement le plus éthique n'est ainsi pas forcément de dire toute la vérité. La relation de confiance entre praticien·ne et patient·e guide le choix de ce qui est révélé ou pas, et la manière dont cela est fait. L'annonce est un moment charnière mais n'est pas qu'un instant. La découverte de la maladie commence par les suspicions de symptômes, se poursuit pendant les examens médicaux et l'annonce ne fait parfois que confirmer les suspicions – ce qui ne rend pas pour autant ce moment plus facile.

Avec un cancer du sein métastatique, on est plus souvent confrontées à des moments d'annonce. C'est un cancer qui va accompagner les patientes tout au long de leur vie, avec des bonnes et des mauvaises nouvelles. Le cancer ne peut plus être circonscrit à un seul moment et les diagnostics qui jalonnent le parcours transforment le rapport au monde[14]. Pour Maëlle, cet éveil a été féministe et militant. Elle a rapidement gratté le vernis sur l'image de la « bonne patiente », qui est docile, fait ce qu'on lui dit, pose quelques questions, mais pas trop non plus, au bon moment et, surtout, ne remet pas en cause le savoir médical. Elle savait que ce faisant, elle risquait de s'exposer à la critique, l'opprobre, et parfois la violence. Qu'il était difficile, affaiblie par le statut de patiente et la maladie, de lutter contre le système médical patriarcal. Il fallait une force incroyable pour le faire, et elle l'a eue.

---

14. Comme le montre cette étude sur les expériences de réception du diagnostic de cancer : G.A. Tobin, C. Begley, « Receiving bad news: a phenomenological exploration of the lived experience of receiving a cancer diagnosis », *Cancer Nursing*, 2008, Sep-Oct;31(5):E31-9.

Un cancer « bien méchant »

> « Après la biopsie, j'ai passé une IRM[15]. C'est là que j'ai rencontré la première figure positive de mon parcours de soins, puisque le médecin m'a annoncé qu'il était sûr à 99 % que j'avais un cancer, et que c'était un cancer... bien méchant. Bizarrement, ça m'a soulagée, il l'a fait en me regardant dans les yeux. Il m'a serré la main, il m'a vraiment considérée comme une personne, et il a répondu à mes questions. Quand je lui ai demandé : "C'est grave ?", il m'a dit oui. D'accord. Au revoir. Et ça, c'est essentiel. » (Juin 2018)

On dit d'un cancer qu'il est métastatique lorsque les tumeurs ne sont pas localisées uniquement dans l'organe affecté, mais sont aussi présentes sur d'autres organes. Maëlle avait un cancer du sein, mais le premier scanner a détecté des métastases au poumon. L'objectif des médecins est alors de réussir à empêcher la prolifération du cancer, à le stabiliser, afin que les patientes puissent vivre avec cette maladie chronique. Cela concernerait environ 5 % des cas, souvent, mais pas que, lorsque la tumeur est détectée tardivement[16]. Les traitements varient en fonction, entre autres, de la présence de récepteurs hormonaux. Comme pour les autres cancers du sein, ils incluent de la radiothérapie, de la chimiothérapie ou de l'hormonothérapie et sont décidés en commission pluridisciplinaire. Maëlle a commencé par une chimiothérapie et une radiothérapie, avant de passer à une chimio orale et de

15. Imagerie par résonnance magnétique.

16. « Cancer du sein métastatique : une maladie mieux combattue », www.rose-up.fr, octobre 2018.

l'hormonothérapie, mais ces traitements n'ont pas empêché la prolifération du cancer. Le mot *métastase*, ce « sale mot », ne fait pas peur qu'aux patientes : les médecins aussi ont recours à des synonymes, comme le décrit Manuela Wyler dans son ouvrage *Fuck my cancer* : « Infiltrant, en langage commun, cela signifie métastatique, mais on préfère dire “invasif” ou “infiltrant” – ça fait moins peur sur le moment[17]. » Maëlle rappelait aussi que le cancer métastatique est un cancer « incurable » : pour l'instant, il n'existe pas de traitement qui fonctionne pour tout le monde.

10 % des moins de 35 ans

« Cancer, cancer, dis-moi quand c'est ? Cancer, cancer, qui est le prochain ? » demande le chanteur belge Stromae. Moi, j'entends plutôt « la prochaine » : le cancer du sein est le plus fréquent chez les femmes. Il est aussi le plus mortel ; ainsi, chaque année en France métropolitaine, 59 000 femmes[18] sont diagnostiquées d'un cancer du sein, ce qui représente 14 % des nouveaux cas, tous cancers confondus[19]. Si c'est une maladie dont on peut guérir (88 % de taux de survie à cinq ans), les traitements sont lourds, et elle continue de tuer plus de 12 000 femmes par an[20]. La moitié des femmes qui se voient diagnostiquer un cancer ont entre 50 et 68 ans, c'est

---

17. Manuela Wyler, *Fuck my cancer*, Fayard, 2015, p. 43.

18. Les cancers du sein ne concernent que 1 % des personnes assignées hommes à la naissance et concernent aussi les personnes transgenres et non binaires. Dans cet ouvrage, nous utilisons le féminin générique, car nous analysons les expériences de femmes cisgenres.

19. Chiffres 2017, d'après les ressources du site internet www.e-cancer.fr.

20. « Survie des personnes atteintes de cancer en France métropolitaine, 1989-2018 », enquête disponible sur www.santepubliquefrance.fr.

pourquoi un dépistage systématique est organisé en France pour les femmes à partir de 50 ans[21]. Or, comme Maëlle, 10 % d'entre elles ont moins de 35 ans[22], et si cette proportion semble relativement stable depuis plusieurs années en France[23], aux États-Unis, une étude montre qu'entre 1976 et 2009, l'incidence des cancers du sein chez les femmes de moins de 40 ans était en constante augmentation[24]. Pour les femmes qui ne sont pas dans la cible des campagnes de dépistage et ne présentent pas de facteurs de risque génétiques, la détection d'une tumeur se fait par soi-même ou lors d'une consultation médicale (médecin, sage-femme). Les symptômes à surveiller sont des rougeurs sous l'aisselle, une boule dans le sein ou encore un changement de coloration du mamelon[25]. Dans ces cas, les patientes se voient prescrire une mammographie puis une échographie et enfin une biopsie, le cas échéant, afin de détecter des cellules cancéreuses. C'est ce qui est arrivé à Maëlle qui a enchaîné la combinaison mammographie-échographie-biopsie-IRM en très peu de temps, fin décembre 2015.

---

21. Voir chapitre 4.

22. Gautier Defossez, Sandra Le Guyader-Peyrou, Zoé Uhry *et al.*, « Estimations nationales de l'incidence et de la mortalité par cancer en France métropolitaine entre 1990 et 2018. Synthèse », Étude collaborative partenariale entre le réseau français des registres des cancers (Francim), le service de Biostatistique-Bioinformatique des Hospices civils de Lyon (HCL), Santé publique France et l'Institut national du cancer (INCa), 2019. Disponible sur www.santepubliquefrance.fr.

23. *Ibid.*

24. R.H. Johnson, F.L. Chien, A. Bleyer, « Incidence of breast cancer with distant involvement among women in the United States, 1976 to 2009 », *Journal of American Medical Association*, 2013;309(8):800-805.

25. Une liste plus exhaustive des symptômes est disponible sur www.e-cancer.fr.

« Vous savez, le cancer du sein, ça ne fait pas mal, enfin, très rarement. » Cette phrase a été prononcée par une généraliste que Maëlle a consultée en décembre 2015, alors que cela faisait plusieurs mois qu'elle avait mal au sein gauche. Celle-ci confirme qu'il y a une grosseur et lui conseille de faire une mammographie rapidement, pour être tranquille et « passer de bonnes fêtes ». Tentant de la rassurer, elle lui répète cette fausse croyance qu'un cancer du sein « ne fait pas mal ». Cette phrase, Maëlle va se la répéter en boucle, comme un mantra de protection, pendant la mammographie qui lui compresse le sein, face à la douleur insupportable qu'elle ressent.

« Faut pas paniquer comme ça ! »

Lorsque Maëlle passe la mammographie, plusieurs mois se sont écoulés, huit plus exactement, depuis qu'elle a remarqué des plaques rouges sous ses aisselles. Pourquoi ? Flash-back. Nous sommes en avril 2015.

> « Je suis en week-end en Normandie avec un groupe de potes qu'on surnomme l'Amicale. L'une des filles a une mycose vaginale, et moi, des plaques rouges sous les aisselles. On se marre, on se dit qu'on devrait se renommer l'Amycose (ah ! ah !). Le samedi soir, à l'apéro, en touchant mécaniquement la plaque sous mon aisselle gauche, je sens très clairement une boule dans mon sein. Je ressens alors ce truc, au fond des tripes, qu'on m'a enseigné toute ma vie à ne pas reconnaître et qui va devenir petit à petit un vrai compagnon : mon instinct, qui me dit que quelque chose ne va pas. Pas du tout. Ma pote me voit me décomposer et rigole pour détendre l'atmosphère : "Oh là là ! Toi, tu penses direct au cancer,

n'importe quoi !" N'empêche... Je décide d'aller consulter un généraliste le lendemain, même si c'est dimanche, même si je suis au fin fond de la Normandie.
– Vous avez quel âge ?
– 29 ans.
– Hum. Des antécédents de cancer dans la famille ?
– Non, rien.
– Bon, bah, c'est rien, juste vos ganglions qui réagissent à l'inflammation [sous les aisselles], faut pas paniquer comme ça !
– Vous êtes sûr ?
– Oh là là, mais oui, allons : 29 ans, sans antécédents, et elle pense tout de suite au cancer. Allez ! » (Avril 2019)

Ce qui est arrivé à Maëlle n'est malheureusement ni nouveau ni unique. Un article paru dans la revue *Frontiers*[26] en 1979 décrit l'errance médicale d'une femme aux États-Unis qui consulte de nombreux médecins pour des douleurs diffuses et qui finit par être envoyée chez une psychologue parce qu'elle s'entend dire que c'est « dans sa tête ». Sa psychologue la soutient dans sa démarche de recherche diagnostique. À force de persévérance, elle finit par trouver une médecin qui l'écoute et, en l'examinant, trouve une tumeur dans son sein. Cette errance médicale n'est pas que le fait du cancer, et de nombreux témoignages de femmes avec des maladies chroniques rapportent ce même mécanisme : décrire ses symptômes, ne pas être crue, chercher un diagnostic pendant des années. C'est le cas, par exemple, des personnes atteintes d'endométriose, une maladie qui peut s'exprimer par des douleurs

26. Mary A. Halas, « Sexism in Women's Medical Care », *Frontiers: A Journal of Women Studies*, 1979, 4(2) : 11-15.

pelviennes très intenses, voire handicapantes, au cours du cycle menstruel. Une enquête d'Endofrance réalisée auprès de 1 600 participantes en janvier 2020 estime que la durée moyenne entre les premiers symptômes et le diagnostic est de sept ans[27]. Et même lorsque le diagnostic est posé, il n'existe aujourd'hui aucun traitement définitif de l'endométriose, alors que la maladie est connue depuis l'Antiquité[28].

Facteurs de « perte de chance »

Dans le cas du cancer, le retard de diagnostic peut entraîner ce qu'en médecine on appelle une « perte de chance », c'est-à-dire que, dans le cas des cancers graves, plus ils sont détectés tardivement, plus le risque d'en mourir augmente. Qu'est-ce qui fait qu'un cancer est détecté plus tard ? Cela peut être un mauvais diagnostic initial malgré la présence de symptômes, comme dans le cas du médecin consulté en Normandie par Maëlle. Cela peut venir aussi de facteurs systémiques : manque de centres de soins qui entraîne des délais de rendez-vous, absence de structure spécialisée (radiologie, IRM).

En 2020, la pandémie de Covid-19 a eu un impact à la fois sur les diagnostics initiaux de cancer du sein et sur le suivi thérapeutique des patientes déjà diagnostiquées. Une étude du réseau Unicancer réalisée sur les sept premiers mois de 2020 estime que la pandémie pourrait causer entre 1 000 et

---

27. « Le parcours de soins et la qualité de vie des femmes atteintes d'endométriose », www.endofrance.org.

28. Sur l'endométriose et la recherche, je recommande le livre de Marie-Rose Galès, *Endométriose, ce que les autres pays ont à nous apprendre*, Josette Lyon, 2020.

6 000 décès supplémentaires du cancer[29]. Pour les autorités de santé publique, cette surmortalité serait liée au retard dans le diagnostic initial. Ce retard peut être en lien avec les comportements individuels (les personnes ne se rendent pas aux invitations de dépistage, qu'elles aient des symptômes ou non, parce qu'elles se disent que la priorité, c'est de laisser la place à celles présentant des symptômes du Covid-19), ou avec des causes structurelles (confinement et perte de lien avec la médecine de ville à même de détecter des tumeurs[30]).

Pandémie ou pas, même en présence de symptômes, certaines normes sociales, en particulier liées aux atteintes de genre, rendent plus difficile de franchir le pas des cabinets médicaux. Dans une tribune publiée dans *L'Obs*[31], le docteur Rémy Salmon, oncologue, cite en exemple ce qu'il appelle des « facteurs sociétaux » : enfants, animaux de compagnie ou « conjoint dépendant » qui font que les personnes – et en particulier les femmes qui sont dans toutes les sociétés chargées des soins aux autres – vont faire passer leur santé après celle des autres. Ces dernières ont tendance à minimiser leurs symptômes, se disent qu'elles iront chez le médecin « si ça ne passe pas », quand elles auront « le temps », etc. Alors quand elles trouvent enfin le temps d'aller chez leur médecin, et que

29. « Unicancer présente les conclusions de son étude relative aux retards de diagnostics en cancérologie liés à la crise sanitaire et déplore l'absence de revalorisation des praticiens des centres de lutte contre le cancer », www.unicancer.fr, 4 décembre 2020.

30. Pour l'association Cancer Rose, les décès supplémentaires liés au cancer qui pourront être observés dans plusieurs années seront avant tout à corréler à la rupture dans le parcours de soins de patientes déjà diagnostiquées, plutôt qu'au retard de diagnostic initial (voir « L'angoisse des thuriféraires du rose face à la décroissance de participation au dépistage », cancer-rose.fr, 6 octobre 2020).

31. « Covid-19 et cancer du sein : le retard pris au diagnostic initial ne se rattrape pas », www.nouvelobs.com, février 2021.

ce·tte dernier·e dit que « ce n'est rien », pourquoi aller en voir un·e autre ? Même si l'on sent que quelque chose ne va pas, il est difficile de passer outre l'autorité médicale, de se faire suffisamment confiance pour cela. Au cours d'un rendez-vous avec son oncologue, quand Maëlle apprend la taille de sa tumeur, elle n'en revient pas.

> « Je suis choquée. Choc, quand j'apprends la taille de ma tumeur. Choc aussi face à la méconnaissance de mon corps : 10 centimètres de diamètre dans un 90 C, comment on peut passer à côté ? À quel point ai-je pu ne pas écouter, ne pas faire confiance à mon propre corps, ne pas vouloir être une chochotte qui s'inquiète pour un rien ? Et passer à côté de ces 10 centimètres... »
> (Mai 2016)

Par quels mécanismes les femmes en viennent-elles à ne pas s'écouter au point de passer à côté d'une tumeur de la taille d'une balle de tennis ? Il y a là plusieurs facteurs qui entrent en jeu, et la soumission à l'autorité médicale, intégrée depuis la puberté et la première visite gynécologique qui s'ensuit, en fait partie.

Conditionnées pour être des patientes dociles, les femmes ne sont pas armées pour se défendre face aux maltraitances médicales qui peuvent s'immiscer dans les consultations.

2
LES VIOLENCES ONCOLOGIQUES

En juin 2018, Maëlle a rendez-vous pour son projet de livre avec une amie éditrice et un journaliste d'investigation.

> « Le courant passe bien, cet homme est intelligent, professionnel et à l'écoute. Et pourtant, en une phrase, je comprends toute la nécessité de mon projet, et combien je vais avoir à me battre pour faire entendre une autre voix.
> "Tu veux parler des violences oncologiques ? Ah ouais, mais là, va falloir faire rire, hein, sinon, c'est pas possible."
> Faire rire. "Rester fraîche". Ne surtout pas incommoder, déranger, gêner, mettre face à la réalité.
> "Non, parce que, bon… parler de la mort, ça va, hein. On n'attire pas les mouches avec du vinaigre."
> Ça tombe bien, je ne veux pas les attirer, les mouches. Je veux qu'on se conduise comme une société adulte, qui

regarde en face, sans pathos ni héroïsme, l'épidémie du siècle.
Je ne suis pas là pour vous divertir. Je ne suis pas là pour soulager la peur viscérale de cette maladie qui accompagne chaque citoyen, qu'il la reconnaisse ou non. Je ne vous dirai pas que, finalement, quand on y réfléchit bien, le cancer, c'est une chance. Je ne mettrai pas des talons aiguilles et un nez rouge pour vous rassurer.
La politesse du désespoir, je l'emmerde. »

La loi n° 2002-303 du 4 mars 2002 relative aux droits des malades et à la qualité du système de santé précise (article 11, alinéa 3) : « Aucun acte médical ni aucun traitement ne peut être pratiqué sans le consentement libre et éclairé de la personne et ce consentement peut être retiré à tout moment. » Pourtant, tous les jours, des actes médicaux sont pratiqués à la chaîne, que ce soit pour le traitement d'une maladie chronique, une grossesse, une douleur inhabituelle, parfois sans aucune explication.

« Décembre 2016. Je viens de finir la première année de traitement, et toute mon équipe pense que je suis en rémission. Mais, malgré la chimio orale que je prends en prévention, la maladie est revenue. Mastectomie annulée. On programme une échographie et une éventuelle biopsie pour confirmer les résultats du scanner. Mon monde s'écroule encore une fois, et je comprends que, suivant les résultats, ma vie sera radicalement différente. En rémission ou malade chronique. Pilule bleue ou pilule rouge.
Je suis épuisée, physiquement et nerveusement. Une échographe adorable m'examine. "L'échographie est

suspecte... il faut faire la biopsie." Je pleure tranquillement, de lassitude.
Quand le médecin arrive pour la biopsie, l'ambiance change. Il est très imposant, il sort immédiatement sa gigantesque aiguille, et s'approche pour me piquer sans jamais m'adresser la parole ni même me regarder dans les yeux. Je panique. Je suis torse nu sur cette table, je ne veux pas, il me fait peur, je protège mon buste de mes bras, ramène mes genoux à la poitrine dans un réflexe de protection et, roulée en boule, quasiment nue, je répète en boucle "non". Non non non non non non non. NON.
L'échographe me parle doucement, elle essaie de me calmer. Je m'excuse encore et encore et encore. "Je suis désolée, je sais qu'il faut le faire mais là je n'y arrive pas. Je suis désolée. Je suis tellement désolée."
Le médecin perd patience. Il n'a visiblement pas que ça à faire. Alors, il pousse sa collègue. D'une main sans appel, il me déplie et plaque mon épaule droite au lit pour m'enfoncer sans ménagement l'aiguille dans l'aisselle. J'ai mal, je hurle, je me débats, j'essaie de le taper pour qu'il dégage, je suis un animal. NON NON NON. Il me plaque plus fort, s'énerve : "On ne va jamais y arriver, c'est pas possible." Il repique.
Je réfléchis à toute allure, l'aiguille est plantée dans des cellules tumorales, ça ne peut pas être bon de tout remuer comme ça, il faut que j'arrive à ne plus bouger. Pour me protéger. Je capitule. Il sort de la pièce. Deux infirmières me relèvent en position assise. Je suis sans vie, une poupée désarticulée. Je sens quelque chose d'humide dans mon dos.
– Pourquoi c'est mouillé ?

– Ne vous en faites pas, on vous lave, c'est tout.
Je ne comprends pas pourquoi. Je me retourne. Le drap du lit est imbibé de sang, une tâche de la taille de mon dos. » (Mai 2019)

Des patientes vulnérables

« Ils sont tellement maltraités qu'ils maltraitent. Un système qui les maltraite, et ça descend en cascade. » (Février 2018)

Maëlle a mis un mot sur ce qu'elle a vécu : une agression. Est-ce que ce médecin se serait comporté de la même manière face à une personne moins vulnérable – de stature plus imposante que Maëlle, affaiblie par un an de traitements et incapable de riposter ? Rien n'est moins sûr. Car ce qui se joue dans les agressions, ce sont des relations de pouvoir. Des adultes envers les enfants, des personnes détentrices d'une autorité envers celles qui ne le sont pas, des hommes envers les femmes et les personnes aux expressions de genre diverses.

Comme l'analyse l'autrice féministe Noémie Renard[1], le plaisir de dominer est un des mécanismes fondamentaux de la culture du viol qui banalise, voire encourage, les agressions sur les corps des femmes : les agresseurs sont excusés tandis que les victimes sont culpabilisées. La différence de pouvoir entre victimes et agresseurs permet non seulement aux violences de surgir, mais elle maintient aussi les victimes dans le silence en rendant leur parole inaudible. C'est ce qu'il s'est

1. Noémie Renard, *En finir avec la culture du viol*, Les Petits Matins, 2018.

passé pour Maëlle. Maintenue de force et blessée, elle avait songé à porter plainte, mais où trouver le temps et l'énergie de revivre cet événement en le racontant de nouveau alors qu'elle se battait contre un cancer ? D'autant plus que porter plainte est une épreuve en soi, qui fait parfois revivre le traumatisme sans pour autant obtenir de réparation ; en 2020, 66 % des femmes ayant vécu des violences sexistes et sexuelles témoignaient d'une mauvaise prise en charge dans leur dépôt de plainte au commissariat. Elles rapportaient, entre autres, une banalisation des faits (« Tout le monde s'est déjà fait insulter, y a pas mort d'homme ! »), un découragement à porter plainte ou encore que les agent·es avaient exprimé une solidarité avec la personne mise en cause (« Mettez-vous à sa place »)[2].

Dans le cas du personnel médical, l'autorité est renforcée par la détention d'un savoir (on parle de l'effet « blouse blanche »). La dissymétrie de pouvoir est amplifiée par une différence de position entre celles et ceux qui soignent et celles et ceux qui viennent se faire soigner. Sur son site internet, l'association Pour une médecine engagée unie et féministe (Pour une m.e.u.f) décrit ce mécanisme : « Devant une agression, il est fréquent de ne pas comprendre sur le moment ce qu'il se passe. De plus, le respect du statut médical des soignants auquel nous sommes tou·te·s habitué·e·s peut rendre encore plus difficile une réaction immédiate[3]. » Pourtant, se reconnaître en tant que victime peut être un premier pas vers l'action. Comme l'analyse la journaliste Lauren Bastide dans son

---

2. D'après l'enquête de Nous Toutes, #Prendsmaplainte, disponible sur www.noustoutes.org, mars 2021.

3. « Les violences gynécologiques », www.pourunemeuf.org, 8 mars 2019.

ouvrage *Présentes*[4] : « Dire “j’ai été victime”, c’est se remettre au centre de son propre récit. »

Nous souhaitons mettre ici des mots sur certaines des interactions qu’a pu vivre Maëlle, et avec elle certainement de nombreuses autres patientes. Violences, maltraitances, agressions… ce ne sont pas des termes que l’on a l’habitude de lire quand il est question de la médecine qui *soigne*, *guérit*, *prend en charge*[5]. Ni en oncologie, où le vocabulaire est plutôt orienté autour de termes comme *se battre*, *gagner*, *ensemble* comme dans un match sportif où l’une des équipes est constituée de personnel médical, l’autre du méchant cancer, et les patientes sont le ballon que l’on s’arrache. Pour que patientes et personnel médical jouent dans la même équipe, nous pensons qu’il est indispensable de parler de ce qui ne va pas ; et Maëlle était la première à le prôner. Parce qu’au bout d’un moment, il y en a marre de ranger les blessures et les humiliations dans des tiroirs. Pour chacun·e, quand le moment est venu, nous vous invitons à les ouvrir, ces tiroirs, afin que nous partagions ensemble leur contenu. Même si nous sommes conscientes que parler ne fait pas tout de suite toujours avancer les choses : dans le cas de l’agression médicale de Maëlle, par exemple, le seul protocole possible aurait été une médiation (voir plus bas), dont elle pensait ceci :

4. Lauren Bastide, *Présentes : Ville, médias, politiques Quelle place pour les femmes ?*, Allary Éditions, 2020, p. 197.

5. Les travaux salutaires de Martin Winckler pour les violences médicales, et de Marie-Hélène Lahaye pour les violences obstétricales, ont ouvert la voie à une prise de conscience de ces violences au niveau de la société. Médecins, associations, patientes, journalistes : la prise de parole publique continue.

> « Je n'ai rien à dire à ce type. Il y a des situations comme une agression physique où le soignant doit juste être puni. Ce n'est pas à la victime de faire un effort supplémentaire pour éduquer son agresseur. » (Juin 2019)

Les violences peuvent apparaître tout au long du parcours du cancer du sein. Et lorsque l'on a un cancer du sein métastatique qui nécessite des examens réguliers, elles ont plus d'opportunités de surgir. Ces violences sont le produit de comportements individuels, de conditions structurelles d'exercice de la médecine et de la position particulièrement vulnérable des patientes qui amplifie la disproportion de pouvoir avec le personnel médical. Les violences se manifestent différemment en fonction des caractéristiques des patientes (âge, milieu social, origine ethnique, orientation sexuelle, etc.).

Violences oncologiques

Au cours du suivi d'un cancer du sein, le corps des patientes est dénudé. Ainsi exposé, il est scruté et touché à l'occasion de différents examens, souvent par des personnes totalement inconnues. Les femmes sont amenées à rencontrer de nombreux·ses professionnel·le·s (infirmier·ère·s pour les chimiothérapies, échographes, oncologues, médecins, chirurgien·ne·s) pour subir des actes qui peuvent être routiniers pour les professionnel·les, mais ne le sont pas pour les patientes. C'est dans ces rencontres à la va-vite, alors que l'on cherche à définir la maladie, à évaluer son stade d'avancement, que l'on tente de stopper sa progression, que peuvent se glisser des maltraitances. Dans ces actes de passage, mais aussi parfois face aux médecins qui assurent un suivi de plus longue durée et sont souvent celles ou ceux qui ont connaissance des « mauvaises nouvelles » avant la patiente.

Sur Twitter, la chercheuse @kinkybambou alias « Xanax La Guerrière » partage au jour le jour son expérience du cancer, ses coups de colère et ses peurs. En juin 2021, alors qu'elle énumère les raisons qui l'ont amenée à changer d'établissement de soins, elle relate une tentative d'agression médicale : juste après lui avoir fait une annonce sur l'avancée de son cancer, un interne d'une spécialité qui n'est ni l'oncologie ni la gynécologie lui a proposé une palpation mammaire. « Tu bosses en imagerie, t'annonces des mauvaises nouvelles à des patientes qui sont sous le choc, tu ne leur proposes pas de leur toucher les seins. Point. » Si ce genre de maltraitances n'est pas spécifique à l'oncologie, la particularité de ces violences est qu'elles s'exercent dans un contexte où la vulnérabilité des patientes est renforcée par la lourdeur des traitements et l'omniprésence de la mort qui peut créer une relation de dépendance vitale au personnel médical. Nous proposons le terme de « violences oncologiques » en miroir des témoignages sur les violences obstétricales qui se succèdent depuis 2015 pour désigner les maltraitances médicales qui peuvent surgir dans le parcours oncologique.

Dans le premier chapitre, nous avons évoqué comment l'annonce d'une mauvaise nouvelle peut constituer un événement traumatique ; le comportement des soignant·e·s lors de ce type d'annonce peut amplifier ses conséquences. Ce que Maëlle et moi souhaitons mettre en lumière ici, ce sont les violences ordinaires, en dehors du moment particulier de l'annonce. Voici un message que Maëlle adresse à son amie Lucie en janvier 2018 :

« Dans la veine "révoltée par la violence", ce matin, au centre, une femme a encore raconté des violences médicales dingues. Ça m'a bouleversée. J'ai l'impression qu'il faut un #balancetablouse ou un truc du genre, je sais pas. J'en peux plus qu'on nous traite comme ça. C'était juste horrible, son truc. Pas physique, mais des violences symboliques. Elle vient d'être opérée d'une tumeur au cerveau il y a trois semaines et elle retourne à l'hôpital parler avec l'infirmière pour la chimio à venir. La nana l'agresse en mode : "C'est quoi, toutes ces questions ? Allez sur Internet comme tout le monde... Mais vous avez pas compris que vous avez la forme la plus agressive de cancer du cerveau ? Oh la la, mais c'est pas possible, ça." Horrible. Elle est tellement choquée qu'elle sent qu'elle va s'évanouir. Elle le dit à l'infirmière. Qui ne bouge pas. Alors elle se lève et va s'écrouler d'elle-même sur un brancard avant de perdre connaissance.
Voilà. Ça me rend malade. Et son p*** de mari qui ne peut pas l'accompagner car "c'est compliqué, il est très occupé". J'en peux plus. Ces soignants qui se déchargent sur les plus faibles parce qu'ils le peuvent. Parce qu'on est sans voix et effrayées et dociles. Parce qu'il n'y a pas de témoins puisque les bien-portants ont tellement peur qu'ils refusent de nous voir. Ça suffit. On est là, que ça plaise ou non. »

Dans l'épisode 2 du podcast, Maëlle insiste sur l'inégalité de pouvoir qui permet la violence. Dans le cas d'une maladie chronique, cette inégalité est renforcée par le nombre important de personnes que croisent les patient·e·s, ce qui leur confère un anonymat qui les protège.

> « J'ai remarqué une chose fondamentale durant mes trois ans de prise en charge. Le plus souvent, les violences – physiques, psychologiques ou verbales – surviennent dans les relations de passage : biopsies, échographies, prises de sang… Toutes ces interactions qui se font à la chaîne pour le ou la soignant·e, avec qui la patiente n'a aucune relation suivie et n'en aura jamais. Dans ces relations de passage, le transfert de confiance n'a pas la place de s'établir. Nous, patientes, n'avons même pas le nom de ces soignant·e·s, et cet anonymat, consciemment ou non, peut donner un sentiment d'impunité et favoriser ou entretenir la violence. » (Mai 2019)

Et même si ce n'est qu'une seule personne qui maltraite une fois, la personne maltraitée est marquée de façon permanente et peut perdre toute la confiance dans le système hospitalier.

> « Ce jour-là, je n'ai pas eu de chance, je suis tombée sur une [infirmière], je ne sais pas ce qui lui est arrivé, mais elle en a marre. Je venais de changer de traitement, un truc hyper lourd, j'étais stressée. Elle était censée m'expliquer comment prendre le traitement. J'avais prévu un voyage aux USA. […] Et là, juste avant de partir, j'avais très mal au bras, je ne pouvais plus le tendre… L'infirmière était dans la culpabilisation : "Vous partez aux USA, c'est complètement irresponsable…" Je demande à voir l'interne, elle me rétorque que "ce n'est rien, c'est une tendinite, on ne dérange pas l'interne pour une tendinite" et quand je finis par pleurer, je l'entends me dire : "Vous avez peur, c'est ça ? […] Attendez, on ne fait pas un cancer du bras". […] Je pleurais, j'en pouvais

plus, je n'avais pas de mouchoir, et au lieu d'aller m'en chercher un, elle m'a filé de la gaze transparente. Ça m'a choquée. Je me suis dit les coups peuvent arriver de n'importe où. » (Janvier 2019)

La relation de pouvoir, inégale, entre patient·e·s et personnel médical est un terreau propice aux abus de pouvoir. C'est également pour permettre une réflexion sur la relation médecin-patiente que Maëlle et moi avons souhaité parler des violences oncologiques. Pourtant, comme elle l'indiquait dans un échange privé à propos des réactions à son témoignage dans l'épisode 2 du podcast, « on sent bien que le fait que j'en parle publiquement, ça bloque, alors que je ne nomme personne ».

Le sexisme médical

« On dit des femmes qu'elles sont folles de douleur lorsqu'elles ont du chagrin, qu'elles sont folles de désespoir quand on ne les entend pas, qu'elles sont folles de rage quand on ne les croit pas et, quand on ne comprend pas ce qu'il leur arrive, qu'elles sont folles, tout court », écrit Martin Winckler dans son roman *L'École des soignantes*[6]. Car si ce sont des individus qui exercent la maltraitance, celle-ci est ancrée dans le sexisme inhérent à l'histoire de la médecine. Aujourd'hui encore, le corps masculin est pensé comme universel, et celui des femmes comme pathologique[7]. En conséquence, les femmes vivent un paradoxe d'(in)attention : d'un côté, elles ont longtemps été

6. Martin Winckler, *L'École des soignantes*, P.O.L., 2019, p. 382.

7. Véronique Préault, « Femmes, les oubliées de la santé », Documentaire « Le monde en face », mars 2021 ; voir aussi Delphine Bauer et Ariane Puccini, *Mauvais traitements, pourquoi les femmes sont mal soignées*, Seuil, 2020.

exclues des essais cliniques, et les maladies touchant l'appareil reproducteur (endométriose, vaginisme) n'intéressent pas la médecine ; de l'autre, leur santé est médicalisée des premières règles à la ménopause, et celles qui souhaitent s'en affranchir (interrogations face à la contraception hormonale, accouchement à domicile) sont fortement critiquées, voire sanctionnées socialement. Dans les études de médecine en France, les femmes font face à un sexisme permanent, que ce soit dans les enseignements ou au cours des pratiques (internat et externat)[8].

Pour Martin Winckler, « l'attitude supérieure et infantilisante de certains médecins à l'égard des femmes est insupportable, et elle est le reflet d'une mentalité générale qui touche l'ensemble des champs d'exercice de la médecine. Aucun domaine – et aucun patient – n'y échappe[9]. » Et l'oncologie ne fait pas exception. Dans cette discipline, le différentiel de pouvoir entre les patientes et les médecins peut entraîner une sublimation de la figure du médecin, celui qui « sauve » ses patientes du cancer. Le transfert – la confiance indispensable à toute relation de soin[10] – peut devenir si fort que le médecin en devient un « héros » aux yeux des patientes. Par ailleurs, cette image du super-héros est entretenue dans la presse à destination des patientes, comme dans cet article intitulé « Mon chirurgien, mon héros[11] » qui décrit des patientes sous le charme de leur chirurgien. En plus de mettre mal à l'aise,

8. « Un syndicat d'internes en médecine veut briser le tabou du sexisme à l'hôpital », www.lemonde.fr, 17 novembre 2017.

9. Martin Winckler, *Les Brutes en blanc*, Flammarion, 2016, p. 197.

10. Épisode 2 du podcast Im/Patiente : interview avec Sylvaine Perragin, psychologue.

11. « Mon chirurgien, mon héros », www.rose-up.fr, 14 février 2017.

puisqu'il sexualise une relation de soins (les relations sexuelles entre médecin et patient·e·s sont enfin interdites depuis 2019), cet article inscrit la relation de séduction dans le parcours de soins. Ainsi, les patientes redeviendraient des femmes comme les autres non seulement grâce à l'opération chirurgicale qui les transforme physiquement, mais aussi par un jeu de séduction qui les réassigne à leur place de femme dans la société. Il est donc important de souligner que si certain·e·s patient·e·s sont susceptibles de donner ce rôle à leur médecin, sa déontologie doit lui interdire de prendre cette place. Pour la psychanalyste Emmanuelle Caillon, une des manières de remédier à ce déséquilibre est que les médecins en prennent conscience. Elle nous expliquait lorsque nous l'avons rencontrée pour le podcast : « Encore aujourd'hui, et tant mieux, les patients attendent beaucoup de leur médecin. Et les médecins ont la possibilité d'avoir cette puissance auprès de leurs patients – ce qui est génial puisque c'est un peu comme un transfert automatique affectif – et donc de s'en servir pour les mettre dans une situation de confort. Et pas dans une situation où ils sont annulés ou déniés. C'est tellement dommage. »

Ce déséquilibre de pouvoir est exacerbé pour les patient·e·s à faibles diplômes ou revenus qui ont plus de difficultés à communiquer avec l'équipe soignante, comme en témoigne le rapport de l'Observatoire sociétal des cancers 2018-2019[12]. Cette difficulté de communication se cristallise souvent au moment de l'annonce, où « les personnes dont les revenus sont inférieurs à 1 500 euros par mois sont presque deux fois plus insatisfaites quant à la qualité de ces réponses ».

12. « Face au cancer, l'épreuve du parcours de soins. Synthèse du rapport 2018-2019 de l'Observatoire sociétal des cancers », Ligue nationale contre le cancer, 2019.

Quel respect pour la dignité des patientes à l'hôpital ?[13]

Les violences et maltraitances vécues en oncologie ne sont pas uniquement le fait de l'attitude individuelle du personnel mais sont également liées aux conditions d'accueil des patientes : vétusté des locaux, sous-effectif ou manque d'équipement. Le cancer du sein, et en particulier le cancer du sein métastatique, est une maladie contre laquelle chaque jour compte et qui a des effets importants sur la mobilité et la fatigue des personnes, moins à même de se défendre.

Au tout début de l'été 2019, alors que les températures ne cessent d'augmenter, Maëlle alerte de nombreuses fois sur ses inquiétudes face à l'épisode caniculaire. Sur Twitter, par exemple :

> « Trois jours que j'alerte l'équipe médicale de ma peur de la canicule qui arrive dans nos chambres plein sud sans clim déjà surchauffées. Le médecin : "Noooon mais vous savez, ils se trompent souvent à la météo." #deni #plancanicule #patientsafety »

Mais aussi par des messages à ses proches, dans lesquels elle décrit les conséquences sur sa santé de la chaleur et de la prise en charge inadaptée.

13. Les informations présentées dans cette section ont été compilées et transmises par la famille de Maëlle à l'hôpital, qui a répondu « être préoccupé au plus haut point par les conditions matérielles d'accueil et d'hospitalisation et que des travaux de rénovation étaient prévus mais prendraient quelques années ». Le manque de moyens pour réaliser ces aménagements est bien entendu une responsabilité de l'État, mais c'est aussi la conséquence de choix budgétaires de l'institution hospitalière.

> « J'ai demandé toute la matinée à être déplacée dans le couloir frais (seul endroit climatisé). Une fois qu'on m'y amène enfin, trop tard, la chaleur m'a déjà rendue malade, j'ai vomi dans le couloir. Me rendre malade par la chaleur, alors que j'alerte pendant des heures, c'est de la maltraitance. Elle [la médecin oncologue du service] me propose psy et antidépresseurs !!! Mais ce n'est pas à moi de changer, ce sont les conditions qui sont mauvaises, et ils doivent assurer mes soins. Je n'étais pas dans cet état dans l'autre hôpital, ce n'est pas moi le problème. Bon sang, je suis mal à cause de mon environnement. C'est à eux de me fournir un environnement acceptable, merde à la fin. » (Juillet 2019)

Pendant les longues semaines de la canicule, Maëlle se sentira mal tous les jours, ajoutant des effets physiques (vomissements, maux de tête) à sa santé déjà fragile, et une préoccupation constante pour les températures en augmentation. Dans sa chambre double, il n'y avait qu'un seul ventilateur pour deux patientes, et lorsqu'elle sera en chambre individuelle, elle devra patienter jusqu'à fin juillet pour obtenir un climatiseur. Les moyens manquent, la volonté politique aussi.

> « Hier soir, je n'en pouvais tellement plus que je regardais les chambres d'hôtel climatisées dans le coin en me disant que peut-être, ils accepteraient que je passe deux jours ailleurs en attendant le transfert... Mais ça m'étonnerait. J'ai vraiment physiquement souffert de la chaleur. Je ne sortais plus du lit, je vomissais, je n'avais pas vu la lumière du jour depuis samedi... » (Juillet 2019)

Dans cette chaleur, Maëlle (et sans doute les autres patient·e·s) a également souffert de l'absence de douche dans les chambres ; son étage n'était équipé que d'une seule et unique douche pour seize patient·e·s : voilà l'état des hôpitaux reconnus d'utilité publique en France en 2019. Tous les jours, Maëlle devait réclamer au personnel une douche. Et celle-ci n'était pas toujours possible. Lorsque celle de son étage tombait en panne, elle devait se rendre à un autre niveau, en fauteuil roulant, avec sa bouteille d'oxygène et son pied à perfusion. Elle ne pouvait donc pas le faire seule et dépendait d'autrui pour des besoins primaires. Or, plus les patientes sont vulnérables, plus la différence de pouvoir avec le personnel médical augmente. En pleine canicule, alors qu'elle alertait le personnel depuis quatre jours, Maëlle a passé huit jours sans pouvoir prendre une douche.

> « J'ai complètement craqué ce matin après le quatrième jour de refus d'affilée pour une douche (quatre jours à ma demande, mais huit jours sans douche en tout). Et de voir que quand je me suis mise à pleurer, bah, finalement on a trouvé une solution, ça m'a fait péter un plomb. Ça veut vraiment dire qu'il n'y avait pas une vraie impossibilité. L'infirmière, au début, m'a dit qu'elle me trouvait désagréable, puis quand j'ai tout expliqué, elle a fait une liste à sa cadre et proposé des solutions à mettre en place. Je suis épuisée et ça me dégoûte d'avoir dû en arriver à un tel état pour être entendue. » (Juillet 2019)

Si la vigilance accrue de Maëlle l'a amenée à détecter des failles dans ses soins à plusieurs reprises, elle a aussi eu un coût pour sa santé, mentale notamment : le déficit de confiance envers les personnes censées prendre soin d'elle a créé un sentiment d'insécurité permanente. Loin de pouvoir se concentrer sur les aspects constructifs de son quotidien – le podcast, la visite de ses proches, ses traitements –, elle devait négocier les douches, la climatisation, son oxygène. Un stress supplémentaire qui venait s'ajouter à une situation déjà anxiogène du fait de la maladie.

En prenant la parole sur les réseaux sociaux, et notamment sur Twitter, Maëlle a décrit le quotidien de nombreuses patientes et dénoncé les dysfonctionnements d'hôpitaux en sous-effectif :

> « Perdre deux heures pour une radio de cinq minutes à attendre dans un couloir surchauffé parce qu'on manque de brancardiers et que je ne peux pas remonter un étage toute seule… SÉRIEUX, J'EN PEUX PLUS. On n'a pas ce temps à perdre. » (Juin 2019)

À sa famille, elle décrira minutieusement cette attente et ses conséquences : invisible, inaudible, elle s'épuise en attendant d'être prise en charge.

> « Finalement, j'ai attendu 1 heure 45 que le brancardier arrive. Je passe enfin la radio. Et là, l'assistante médicale rappelle les brancardiers… mais n'arrive pas à les joindre. Mon fauteuil roulant est trop loin du bar d'accueil. Je suis reliée à mon oxygène. Je ne peux pas me lever. Ma voix ne porte pas. Personne ne m'entend. Je comprends ce que vivent les personnes handicapées. Je vais attendre 45 minutes. À perdre mon temps. Avant qu'un brancardier n'arrive et me reproche de ne pas avoir insisté pour faire venir quelqu'un. C'est évidemment

de ma faute. Je n'ai ni la force ni l'envie de lui répondre. Je veux simplement remonter dans ma chambre. J'ai tellement attendu que je me suis fait pipi dessus. Ce n'est pas normal. » (Juin 2019)

Bien entendu, ce qui est arrivé à Maëlle n'est pas « normal » et ne devrait pas se produire. Combien d'autres personnes n'ont pas osé raconter ces détails, même à leurs proches ? Comment reconstruire son estime de soi quand l'affaiblissement de la maladie croise la négligence médicale ? Ce qu'a vécu Maëlle est bien loin de la charte de la personne hospitalisée[14] mise en place en mars 2006 par le ministère des Solidarités et de la Santé. Celle-ci se veut « accessible » et « non discriminante ». Pourtant, la façon dont nous sommes traité·e·s par le système de santé varie, ce qui en socioanthropologie s'appelle des « soins différenciés[15] ». Les a-priori positifs ou négatifs du personnel soignant sur certaines catégories de patient·e·s influent sur leur façon de les soigner.

Le syndrome méditerranéen : un stéréotype raciste et discriminant

« Je refuse d'être victime ! Parce qu'on est femmes et noires, alors on nous laisse dans un coin de la maternité ! Parce qu'on fait beaucoup d'enfants, ils pensent qu'on sait tout faire et ils

14. Consultable et téléchargeable sur www.solidarites-sante.gouv.fr.

15. Priscille Sauvegrain, « La santé maternelle des «Africaines» en Île-de-France : racisation des patientes et trajectoires de soins », *Revue européenne des migrations internationales* (en ligne), 2012, vol. 28, n° 2 ; Dorothée Prud'homme, « Du «soin global» au traitement discriminatoire. La prise en charge de patientes identifiées comme roms dans un service de gynéco-obstétrique parisien », *Terrains & travaux*, 2(29) : 85-104.

nous laissent sans nous aider. Nous aussi on a besoin d'accompagnement et de soin[16]. »

En France, il existe des stéréotypes spécifiques au monde médical qui pèsent sur les personnes racisées. Le syndrome dit « méditerranéen » est un préjugé raciste selon lequel les patient·e·s originaires du pourtour de la Méditerranée seraient sujet·te·s à l'exagération de leurs symptômes, à crier, et à se plaindre pour « rien »[17]. Par extension, certain·e·s praticien·ne·s estiment que les personnes non blanches, et en particulier les femmes, expriment donc de manière exagérée leur douleur, voire qu'elles jouent la comédie. Ces préjugés ont des conséquences sur la santé et la vie des personnes visées. Ainsi, en 2018 à Strasbourg, Naomi Musenga, une femme noire de 22 ans contacte le Samu car elle est victime d'une intoxication au paracétamol. Au téléphone, les employé·e·s ne la prennent pas au sérieux et se moquent d'elle, alors qu'elle agonise. Elle en est décédée. Suite au déploiement de l'histoire de Naomi Musenga dans les médias, de nombreuses femmes racisées se sont reconnues dans l'interaction entre la jeune femme et l'opératrice du Samu, et ont témoigné du racisme vécu dans le système de santé, dans la presse et sur les réseaux sociaux. Certains médecins ont également fait état de ce préjugé rencontré au cours de leurs études, notamment le médecin

---

16. Témoignage issu du livret « Sans tabou » réalisé par la maison municipale de quartier Ivry-Port et téléchargeable sur le site www.lesflux.fr.

17. En 1952, Frantz Fanon décrivait le « syndrome nord-africain » où des patients présentaient des douleurs diffuses, en lien avec les divers traumatismes vécus et les conditions difficiles de vie en métropole. Leur quête acharnée de diagnostic, alors que les médecins ne voyaient « rien », et les préjugés racistes (perception de patients cherchant des prétextes pour ne pas travailler) ont contribué à forger l'image de patient·e·s qui « exagèrent » et « mentent ». Frantz FANON, « Le syndrome nord-africain », *Esprit*, février 1952 : pp. 237-248.

généraliste et écrivain Baptiste Beaulieu pour qui « ce n'est pas quelque chose qu'on apprend à la faculté de médecine, mais dont on peut nous parler pendant les stages[18] ». Afin d'améliorer la prise en charge des patient·e·s, il est indispensable de revoir la façon dont est enseignée la médecine, mais aussi les conditions d'accueil et de prise en charge des patientes – une thématique sur laquelle le personnel médical se mobilise depuis plusieurs années.

Relation patient·e·s et soignant·e·s, une remise en cause fondamentale

Améliorer la prise en charge

En 2019-2020, les personnels hospitaliers ont multiplié les grèves dans toute la France, afin d'alerter sur leur état d'épuisement, et de revendiquer une hausse de salaire, plus d'embauches et une réouverture des lits fermés[19]. Le mouvement, avec son slogan « Sauver l'hôpital public », a touché plus de 200 services d'urgence en septembre 2019. Ainsi, devant l'institut de cancérologie de Saint-Étienne, le personnel évoquait une « crise sanitaire globale ». Et c'était avant la crise sanitaire liée au Covid-19 qui a mis une pression démesurée sur le personnel médical de tout bord. À l'été 2020, le Ségur de la santé signé entre le gouvernement et les représentant·e·s syndicales et syndicaux n'a pas répondu à toutes les attentes sur la revalorisation de ces métiers. À titre d'exemple, une

---

18. « «D'habitude, les gens comme vous se roulent par terre» : patients et médecins dénoncent les préjugés racistes du monde médical », www.francetvinfo.fr, 27 mai 2018.

19. « Les personnels hospitaliers restent mobilisés, onze mois après les premières grèves », www.lemonde.fr, 13 février 2020.

étude de l'OCDE[20] a montré que les infirmier·ère·s en France étaient payé·e·s 20 % de moins que la moyenne des pays de l'OCDE et que le salaire moyen national[21]. Grâce au Ségur[22], le salaire infirmier est revalorisé mais reste 10 % en dessous de ces moyennes. Pour ces raisons et d'autres, les grèves ont continué à l'automne 2020 et en 2021.

Le docteur Fabien Reyal, chirurgien à l'institut Curie, évoquait lorsque nous l'avons rencontré les conséquences de ces conditions de travail sur les soignant·e·s en général et dans les services d'oncologie en particulier : « Les médecins travaillent pour nombre d'entre eux dans un contexte extrêmement contraint et lourd dans lequel l'essentiel des problèmes sont d'abord organisationnels. Ils finissent par être passivement "maltraitants", aussi bien avec le patient qu'avec eux-mêmes. Les conditions de l'exercice médical et ses cotations financières sont telles que vous n'avez d'autre solution que de voir toujours plus de patients, vous vous mettez en situation de rupture. Et vous mettez des médecins qui ont un certain courage – je prends l'exemple des oncologues médicaux qui ont la partie la plus dure de la prise en charge du cancer, notamment avec la phase métastatique et la fin de vie – en situation d'échec. Les taux de *burn-out* au niveau des oncologues médicaux sont particulièrement élevés. La question qui doit être posée c'est dans quel système nous devons évoluer si celui-ci ne permet pas d'extraire le meilleur de chacun. Quand vous commencez votre journée et que vous avez trente

20. Organisation [internationale] de coopération et de développement économiques.

21. « Rémunération du personnel infirmier », www.oecd-ilibrary.org.

22. Les accords du Ségur sont des accords signés en 2020 entre le ministère des Solidarité et de la Santé et des représentations syndicales qui prévoient des mesures pour améliorer le quotidien des soignant·e·s et la prise en charge des patient·e·s.

patients à voir dans la matinée, vous savez que vous n'allez probablement pas trouver les conditions pour un exercice de grande qualité avec autant de patients. »

Ou parfois, même avoir le temps de voir les patient·e·s : le rapport de l'Observatoire sociétal des cancers 2018-2019 précise que 34 % des personnes n'ont pas bénéficié d'un accompagnement médical suite à l'annonce alors que c'est théoriquement proposé systématiquement. De plus, si l'annonce doit être faite par le médecin, cela n'a pas toujours été le cas : 10 % des personnes ont vu l'annonce faite par quelqu'un d'autre que leur médecin – chiffre qui double (20 %) dans les départements et régions d'outre-mer.

Les patient·e·s ne peuvent que se rendre compte des conditions d'exercice dégradées dans les hôpitaux puisque celles-ci les impactent directement. Les difficultés des conditions de travail entraînent un fort *turn-over* dans des métiers particulièrement éprouvants, par exemple chez les brancardiers. Et les patient·e·s en paient les conséquences comme l'a vécu Maëlle avec l'absence de douche.

Dans *Fuck my cancer*, la blogueuse et militante Manuela Wyler plaide, à travers son expérience du cancer du sein, en faveur d'une meilleure reconnaissance de la maladie à la fois socialement et dans la prise en charge : « Le soin et l'accueil des malades ne peuvent être une procédure automatisée, standardisée, déshumanisée. L'ensemble des incidents que chaque malade chronique rencontre dans son parcours de soins, comme moi, à des degrés divers, représente autant d'épreuves, de frustrations, de douleurs, qui pourraient être évitées par des formations adéquates, des effectifs adaptés à l'activité, et probablement une rémunération des personnels plus juste[23]. » De son côté, une infirmière de l'institut Curie estimait à cent le nombre de patient·e·s reçu·e·s par jour, avec des délais d'attente pour la prise en charge qui se rallongent. Les infirmières sont aussi celles qui passent du temps à soutenir les patient·e·s après leurs consultations médicales trop rapides. Elles écoutent et consolent après l'annonce d'une mauvaise nouvelle. Mais qui écoute ces infirmières ? Le soutien psychologique pour le personnel médical est quasiment inexistant. Alors qu'elles et ils sont face à des situations difficiles au quotidien et qu'il n'est pour certains métiers tout simplement pas possible de « laisser le travail au travail » et de passer à autre chose lorsque l'on rentre chez soi.

Les réunions de concertation pluridisciplinaire (RCP) permettent d'échanger entre pairs et de prendre des décisions collégiales qui ne sont pas uniquement de la responsabilité de l'oncologue, mais ces espaces professionnels n'ont pas de vocation thérapeutique. Or, ce que des espaces thérapeutiques permettent, c'est de comprendre ce que soi-même et les autres traversent afin de développer l'empathie nécessaire à toute relation de soin, tout en prenant soin de soi.

> « Pour la première fois depuis ces trois semaines horribles – je pense que c'est parce que, malgré tout, j'ai confiance dans ce docteur –, il m'a laissée dans le doute sur... tout, mais au moins, il ne m'a pas laissée avec un poids ingérable. Et ça, c'est bien. Il m'a dit : "Vous êtes pleine de vie, là, maintenant". C'est dur d'abandonner

23. *Op. cit*, p. 167.

la certitude (illusoire pour tous) de demain. Mais il a raison. » (Mars 2016)

La docteure Suzette Delaloge parle d'un partenariat à mettre en place entre médecin et patiente, dans l'épisode 2 du podcast : « Je pense qu'en oncologie, c'est absolument crucial qu'il y ait un partenariat, et non une personne malade d'un côté et des soignants de l'autre ; des personnes qui travaillent et vivent ensemble parfois une partie de la maladie. L'idée n'est en aucun cas de se substituer à l'entourage de la personne, c'est très complémentaire. Mais être soignant, c'est être humain, et avant tout, c'est notre part d'humanité. » Les médecins et leurs patient·e·s sont uni·e·s par cette humanité, qui implique un respect mutuel. Pour Martin Winckler, ce respect des médecins envers les patient·e·s permet d'instaurer une relation de confiance, qui est « d'abord un *risque* que [prennent ces dernier·e·s] en s'adressant à un étranger[24] ». Cette confiance fait entièrement partie du processus de soins puisqu'elle crée un espace de sécurité plus propice aux échanges. Elle est indispensable au recueil d'un consentement libre et éclairé, qui ne peut jamais être prérequis. « Le consentement n'est pas un *moment* ; c'est un *processus de décision informée au jour le jour*[25]. » Si celui-ci doit être respecté pour toute procédure, que faire lorsque ce n'est pas le cas ? Il existe des pistes d'actions, tant à l'échelle individuelle que collective.

24. *Les Brutes en blanc*, *op. cit.*, p. 88.

25. *Ibid.*, p. 208 (italiques dans l'original).

L'impact de l'implication de l'entourage

Le cancer peut isoler, en particulier lorsqu'il survient à l'âge où les personnes de l'entourage du ou de la patient·e ont une vie rythmée par la parentalité, le travail, les sorties et les voyages. Pourtant, dès l'annonce de la maladie, la famille et les ami·e·s de Maëlle se sont mobilisé·e·s pour qu'elle ne soit jamais seule, sauf si c'était un choix de sa part. S'entourer, lorsque c'est possible, d'une tribu que l'on a choisie permet de faire passer le temps pendant les séances de chimiothérapie, d'être accompagné·e aux urgences ou de ne pas s'inquiéter pour les croquettes de l'animal de compagnie pendant les hospitalisations[26].

> « Les Rennais étaient là hier, c'était trop chouette de les voir. On a fait des jeux et papoté tranquilles sur le beau rond-point que tu connais ;-)[27] ça m'a beaucoup touchée qu'ils fassent autant de route pour venir me voir. Et Johann a passé l'aprèm et le début de soirée avec moi, avec Adrien, trop cool aussi. Je n'avais pas du tout le moral ces derniers jours, ça m'a fait du bien de voir les copains hier et aujourd'hui. » (Juillet 2019)

Pour s'assurer que Maëlle était accompagnée quand elle le souhaitait, tout en évitant un effet de foule, fatiguant lorsque l'on est malade, un planning avait été mis en place

26. L'enquête de l'Observatoire sociétal des cancers, citée plus haut, montre que les personnes qui n'ont pas ou ont peu d'accompagnement par la famille ou l'entourage vivent plus difficilement le parcours de soins.

27. Lors de l'hospitalisation de Maëlle, le jardin était fermé pour travaux. Elle donnait donc rendez-vous à ses ami·e·s à l'entrée de l'hôpital, dans l'espace réservé aux allées et venues des ambulances.

avec des inscriptions selon les disponibilités de chacun·e et les besoins de Maëlle (qui n'hésitait pas à dire lorsqu'elle avait envie de présence mais pas de discuter). Cet accompagnement permet aussi de se reposer sur une tierce personne qui puisse retenir les informations médicales ou être témoin en cas de maltraitance. Si vous êtes accompagnant·e et que vous êtes témoin de violences, vous pouvez agir soit sur le moment, soit *a posteriori*, toujours en accord avec la ou le patient·e. Quelques échanges simples permettent de se préparer en amont (« Est-ce que tu as des craintes par rapport à cette consultation ? » ; « Comment aimerais-tu que j'agisse si jamais cette crainte se réalise ou que je remarque quelque chose qui me paraît inapproprié ? »).

En plus des accompagnant·e·s individuel·le·s, il existe d'autres initiatives pour s'entourer, comme des ateliers ou des groupes de parole. Parfois, elles sont développées à l'initiative du personnel médical. Ainsi, dans une maison de santé en Occitanie, une sophrologue, qui souhaitait organiser quelque chose de différent pour Octobre rose, anime avec une psychologue des groupes de parole pour les femmes ayant (eu) un cancer. L'Assurance maladie prend en charge une (petite) partie des frais : un signe vers la reconnaissance des effets positifs de ces groupes[28]. Pour sa part, Emmanuelle Caillon organise des groupes de parole en région parisienne pour les femmes avec un cancer du sein[29]. Maëlle, quant à elle, imaginait un espace « non mixte, sans soignant, sans contrainte, sans

28. Cette initiative a été valorisée dans le cadre de la convention pluriprofessionnelle avec la Sécurité sociale et on constate son effet bénéfique, au-delà de la libération de la parole, sur la continuité de la prise de traitements par les patientes (malgré les effets secondaires lourds).

29. Voir épisode 6 du podcast Im/Patiente.

attente » où les femmes pourraient parler sans avoir à justifier chaque mot ou se lancer dans des démarches lourdes. Comme en témoigne Bérénice Staedel, coordinatrice du programme médiateur de santé-pair (MSP), dans un article sur la santé communautaire : « Dans notre culture du soin, la division entre les soignants et les soignés est très forte et la distance thérapeutique encore très enseignée. Tout ce qui remet ça en cause (on le voit avec les mouvements de patients acteurs) est un immense changement de paradigme, pour les médecins et le soin en général. Au fond, c'est une question de pouvoir : on en enlève un peu au médical pour en redonner un peu aux usagers[30]. » Ce pouvoir peut être partagé, et le docteur Fabien Reyal, chirurgien à l'institut Curie en est convaincu. Parti du constat qu'en dehors des consultations, il existe peu d'espaces pour que médecins et patient·e·s puissent échanger, il a créé le projet Seintinelles[31], une plateforme qui vise à faire travailler ensemble les patientes et le monde de la recherche. La plateforme permet de mettre en contact les projets de recherche et des patient·e·s qui souhaitent y participer. Elle permet aussi aux chercheur·se·s de gagner un temps précieux et d'éviter que certains projets de recherche soient abandonnés faute de volontaires.

Parler et être enfin écoutées

À l'échelle individuelle, poser des questions et se faire entendre est la première piste pour se prémunir contre les maltraitances. C'est ce qu'a fait Cynthia, qui a eu un cancer

30. Claire Richard, « La santé autrement. Expériences communautaires, féministes et antiracistes », *Revue du crieur*, 18(1), pp. 30-47, 2021.

31. www.seintinelles.com.

du sein à 31 ans : « Les docteurs m'ont dit que j'étais l'archétype du patient qu'ils n'aimaient pas avoir car je posais trop de questions et que j'étais trop informée sur la maladie. En gros, j'étais la patiente reloue ! Cela dit, il faut être patient et ne pas avoir peur d'ouvrir sa gueule face au système hospitalier[32]. » Pourtant, ce n'est pas toujours facile de mener ces deux combats de front : en plus de se battre contre la maladie, se battre pour se faire entendre peut être rapidement exténuant. Maëlle se demandait pourquoi les violences oncologiques étaient si tues, et les difficultés à mener ce double combat sont sûrement une partie de la réponse. Ajoutons que, par la suite, lorsque les patientes sont en rémission ou guéries, elles ne souhaitent pas se replonger dans la maladie alors qu'elles essaient de reprendre un rythme de vie normal et qu'elles sont happées par la reprise du travail, le soin des enfants, etc.

Mais Maëlle percevait aussi que quelque chose de plus profond se jouait, en lien avec la construction sociale de la féminité et en particulier la « soumission apprise » qu'analyse la philosophe Manon Garcia dans son essai *On ne naît pas soumise, on le devient*[33]. En tant que femmes, nous avons appris à être conciliantes, à ne pas faire de vagues, à quêter l'approbation, à nier notre colère, à ne pas nous défendre. Il faut beaucoup d'énergie pour lutter contre cette soumission apprise, s'en extirper et faire l'inverse de ce qui est attendu des femmes : se battre. Les milliers de témoignages sur les violences obstétricales et les actions des collectifs et associations ont permis de faire de ce sujet un débat public, même si les choses bougent encore trop lentement du côté des professions

32. « Le cancer du sein, un combat à sein nu », *op. cit.*

33. Manon Garcia, *On ne naît pas soumise, on le devient*, Flammarion, 2018.

médicales. Avec la lutte contre les violences oncologiques, c'est l'amélioration de la santé de toutes qui est en jeu. Nous proposons ici quelques pistes tirées de l'expérience de Maëlle, qui avait à cœur la création d'espaces sécurisants où les patientes trouveraient une oreille attentive, où elles et leurs proches seraient pleinement informés de leurs droits. Et où le personnel entendrait le « non ».

Comme l'a écrit Danièle Sigonneau, la mère de Maëlle, dans un courrier adressé à l'institut Curie, « ce n'est pas parce qu'on est malade que l'on doit tout accepter ». Mais comment dénoncer les mauvais traitements lorsque l'on risque d'être de nouveau face à son agresseur ? Lorsque notre vie et notre dignité dépendent de la personne qui dose nos médicaments, fait notre toilette et nous nourrit ? La soumission est parfois aussi une technique de défense et une façon de se protéger dans l'immédiat. L'autodéfense féministe, à laquelle nous avons consacré un chapitre dans l'ouvrage collectif *Notre corps, nous-mêmes*[34] se pratique aussi en milieu médical. Certaines pistes[35] peuvent s'appliquer en oncologie, par exemple :

- lister nos questions avant la consultation ;
- nous faire accompagner d'une personne de confiance ;
- changer de soignant·e si nous ne sommes pas à l'aise ;
- se rappeler que l'on a le droit de dire « non ».

34. Mathilde Blézat, Naïké Desquesnes, Mounia El Kotni, Nina Faure, Nathy Fofana, Hélène de Gunzbourg, Marie Hermann, Nana Kinsky et Yéléna Perret, *Notre corps, nous-mêmes*, Hors d'atteinte, 2020.

35. *Op. cit.*, pp. 283-285.

Dans *Les Brutes en blanc*[36], Martin Winckler partage également de nombreux conseils pour riposter face aux violences. Il décrit la manière dont il a contribué à créer une « zone de réflexion » pour une femme qui n'était pas sa patiente : en discutant avec lui, un médecin non impliqué dans le suivi de sa maladie, elle a ainsi pu aborder des sujets autres que ceux discutés avec son équipe médicale, ou bien les mêmes sujets mais sous un angle différent, moins chargé émotionnellement[37].

Demander son dossier médical

Lorsque j'ai interrogé Martin Winckler pour le podcast, nous avons parlé des réactions à envisager face à un médecin maltraitant. Il suggère ainsi : « Quand quelqu'un vous parle de manière brutale, quelle que soit la forme de cette brutalité, je pense qu'il est très important de prendre ses affaires, de se lever, et de s'en aller. Il y a beaucoup, beaucoup de professionnels de santé qui sont très surpris par ça, mais il faut les surprendre. Il ne faut pas qu'ils croient qu'ils peuvent continuer à vous parler comme ils vous parlent, sans rien faire. Et il faut faire savoir qu'on est sorti. Il faut s'arrêter dans la salle d'attente en disant : "Je viens de sortir de ma consultation parce que la façon dont ce médecin me parle est inacceptable. Vous ne devriez pas vous laisser faire". C'est une action citoyenne. » Martin Winckler ajoute qu'il est important d'écrire à la personne concernée et à sa direction, et lorsqu'il s'agit d'une violence, de porter plainte devant les

36. *Op. cit.*, pp. 340-351.

37. *Op. cit.*, p. 201.

tribunaux, l'ordre des médecins protégeant souvent ses pairs[38]. Si l'on souhaite porter plainte, ou simplement comprendre certaines décisions médicales, il peut être utile de reconstituer son parcours de soins, donc de demander son dossier médical. C'est une procédure qui peut être effectuée dans n'importe quel service, maternité et oncologie compris. À partir du moment où la demande est complète, l'établissement doit faire parvenir le dossier dans les huit jours. Dans les faits, il peut s'écouler beaucoup plus de temps, ce qui témoigne à la fois de la surcharge administrative des hôpitaux, de la hiérarchisation des tâches mais aussi du peu de considération faite aux patient·e·s et leur famille. La famille de Maëlle a attendu plus d'un mois avant de recevoir son dossier médical.

Pour obtenir son dossier médical[39], il faut :

- adresser un courrier recommandé avec accusé de réception auprès de l'établissement de soin où vous avez été soigné·e ;
- préciser l'adresse où la copie doit être envoyée ;
- joindre une copie de votre carte d'identité recto verso ou de documents indiquant votre droit d'accès au dossier médical (livret de famille, acte de naissance, jugement de tutelle...).

Notez que les frais de copies seront à votre charge.

Pour récupérer le dossier médical d'une personne décédée, il faut attester de votre lien avec le défunt. Seuls les ayants droit pourront l'obtenir. Il convient donc de transmettre un

38. Pour ne prendre qu'un seul exemple, des patientes avaient dénoncé au conseil de l'ordre des médecins les agressions sexuelles commises par le gynécologue André Hazout depuis 1988. Il n'a été radié qu'en 2013, au terme d'une enquête judiciaire.

39. Vous trouverez toutes les informations sur www.association-aide-victimes.com.

certificat d'hérédité ou certificat notarial indiquant la qualité de l'ayant droit.

L'article L. 1111-7 du Code de la santé publique précise que l'établissement hospitalier dispose d'un délai de huit jours pour transmettre le dossier (deux mois dans le cas d'un dossier de plus de cinq ans), et que l'absence de réponse peut indiquer une décision implicite de rejet. Face au délai de réponse concernant le dossier médical de Maëlle, et si elle ne l'avait pas reçu, la famille aurait pu contacter la Commission d'accès aux documents administratifs (Cada) dans les deux mois (article 343-1 du Code des relations entre le public et l'administration). La demande à la Cada doit contenir une lettre récapitulant l'historique des demandes et y joindre les pièces justificatives (courrier, réponses, certificat d'hérédité si besoin).

Saisir la commission des usagers

La Commission des usagers (CDU) a pour mission de faire respecter les droits des usager·ère·s. « En cas de litige avec un établissement de santé (public ou privé), mettant en cause la politique d'accueil et de prise en charge des malades, il est possible de [la] saisir. Elle est présente dans chaque hôpital ou clinique [et] examine au moins une fois par trimestre et chaque fois que nécessaire les réclamations adressées à l'établissement. Elle informe les usagers sur les voies de recours et de conciliation dont ils disposent[40]. » Cet organe consultatif n'a pas vraiment de pouvoir de changement au sein de l'hôpital puisque ses avis ne sont pas contraignants, cepen-

40. « À quoi sert la commission des usagers (CDU) », www.solidarites-sante.gouv.

dant, il permet de faire des propositions à la direction de l'établissement pour améliorer l'accueil et la prise en charge des malades et de leurs proches.

Les plaintes peuvent être adressées au service concerné, puis à la direction de l'hôpital qui propose une médiation. La plainte peut ensuite passer en commission soit à l'initiative du ou de la représentant·e, soit à celle du ou de la plaignant·e, ou de sa famille. Dans le cas de Maëlle, la première lettre des parents de Maëlle date de septembre 2019. Après plusieurs autres courriers de leur part restés sans réponse, la secrétaire de direction a tenté d'organiser leur venue pour un rendez-vous de médiation qui n'a pu avoir lieu : l'hôpital est à Paris et ils habitent en Bretagne, doivent payer leur déplacement et les nuits d'hôtel sont à leur charge ; sans compter que des grèves les empêchent à ce moment-là de faire le déplacement. Quelque temps plus tard, ses parents apprennent par hasard que le cas est passé en CDU, sans que la rencontre de médiation ait pu avoir lieu. Voici ce qu'écrit Danièle, la mère de Maëlle, dans ses notes : « 5 décembre 2019, la grève SNCF se durcit. Il semble évident à chacun qu'elle va se prolonger tout décembre. La secrétaire de direction est d'accord sur ce fait et me signale que mon dossier passera en commission. J'ai donc été mise au courant oralement et n'ai pas exprimé de désaccord. Mais aucun courrier de confirmation de la part de la direction. »

Déjà confrontée à son deuil, la famille de Maëlle se retrouve en outre face au silence de l'institution qui, dans sa seule réponse, se réfugie derrière un manque de moyens et semble protéger ses pairs. La mère de Maëlle a écrit au directeur général de l'institut Curie, au président de la commission des usagers et à l'oncologue. Elle sait qu'il est indispensable d'adresser son courrier à plusieurs personnes, et ainsi « arroser large pour se faire entendre ». Elle n'obtiendra aucun retour des directeurs, mais aura plusieurs échanges avec l'oncologue de Maëlle et la secrétaire de direction.

Sans nouvelles des suites de la CDU (à laquelle siègent des usager·ère·s élu·e·s, mais pas les patient·e·s ou leur famille), Danièle tentera de joindre par téléphone la direction de l'hôpital à plusieurs reprises en janvier, sans succès. Ce n'est que suite à un courrier recommandé que la famille recevra une réponse à sa demande, largement après le délai légal de notification dans les huit jours post-CDU. La famille avait pensé envoyer la copie des échanges à la Haute Autorité de santé (HAS), l'agence régionale de santé Île-de-France (ARS IdF) et l'Institut national du cancer, mais ne l'a finalement pas fait, découragée à l'avance par l'énergie que demandent de telles démarches.

Porter plainte ?

Maëlle a relaté plusieurs fois avoir été mal reçue à l'accueil de l'hôpital lorsqu'elle venait pour une injection, victime de remarques telles que : « Euh, vous voulez VRAIMENT être accompagnée ? » ; « Avec un nom, ça serait plus facile, hein ! » ; « Bon, allez, stop, on a compris, allez au jardin, voilà, Mme Sigonneau veut attendre au jardin, je saurai où vous trouver. »

Maëlle, qui a fini par se plaindre à l'hôpital de cette personne, angoissée par cette démarche difficile à faire en tant que malade, en parle en ces termes avec sa mère dans un échange de SMS :

« Maëlle : Ça y est, j'ai lancé un mail officiel de plainte pour parler de mes problèmes avec la nana de l'accueil à Curie. Ça fait peur, mais il fallait que je le fasse.
Danièle Sigonneau : Oh. Je ne sais pas si ça aboutira mais au moins tu as fait ce qui te semblait légitime.
Maëlle : [...] J'ai bien précisé combien je trouve l'équipe géniale et professionnelle, j'ai vachement peur qu'elles le prennent mal... Mais bon, il y a vraiment un problème, pour moi, alors je prends le risque. [Une amie salariée de l'hôpital] a fait suivre à la cadre du service qui a eu pour seule réaction "dommage que cette patiente ne soit pas venue me voir". Bah, si je suis pas venue la voir, c'est parce que je sais pas qu'elle existe, et c'est bien ça le problème !
Ça fait peur de se plaindre, c'est fou, je suis pas du tout à l'aise alors que je me sens profondément légitime dans la nécessité de faire remonter ces situations. C'est pas rationnel, je sais. Mais j'ai peur d'être vue comme une chieuse qui fait de la délation. [...]
Danièle Sigonneau : En tout cas, ton propre malaise face à ta "plainte" montre bien comme c'est difficile pour un patient de réagir. Ça explique pourquoi vous subissez tous en courbant l'échine, car la nécessité des soins est vitale, donc difficile de foutre le camp.
Maëlle : Ah oui, c'est tout à fait ça !! » (Octobre 2018)

Aucune suite n'a jamais été donnée, à notre connaissance, à sa plainte.

Face au système médical et administratif qui broie tout autant qu'il soutient, nous sommes en droit de refuser d'être infantilisé·e·s, maltraité·e·s, de dire non, de nous faire accompagner. Nous et nos familles avons le droit d'obtenir justice pour les mauvais traitements que nous avons vécus. Lorsqu'il est impossible de se faire entendre individuellement, le collectif peut prendre le relais. C'est ce que nous espérons avec ce livre. Pour Cécile Bour, présidente de l'association Cancer Rose, la révolution féministe doit passer aussi par la question du cancer, pour que les femmes soient mieux armées face aux traitements qu'on leur propose. « C'est énorme ce qui s'est passé [autour des violences obstétricales et de #MeToo], et c'est très bien, analysait-elle lorsque nous l'avons rencontrée. Mais, il faut aussi que les femmes pensent qu'elles vont vieillir et qu'elles vont être dans cette tranche d'âge inutile des 50-74 ans… parce que dans l'esprit des gens, c'est un peu ça quand même. Ces femmes, qui ne sont plus jeunes, qui ne sont plus en âge de procréer dont on se préoccupe moins, mais si les féministes ne s'emparent pas du problème de désinformation des femmes, un jour ou l'autre, elles vont y être confrontées et c'est dommage de ne pas s'en emparer. »

Une des questions qui animaient Maëlle au moment de la création d'Im/Patiente était justement issue d'une analyse féministe du cancer du sein : pourquoi la féminité prend-elle autant de place dans l'approche de cette maladie ? Qu'est-ce que la façon dont on soigne le cancer du sein nous dit de la place des femmes dans la société, et qu'est-ce qui se passe lorsque l'on y déroge ? C'est ce que nous analysons dans le chapitre suivant.

3
FEMMES, AVANT TOUT ?

« S'il y a bien une image iconique du cancer, c'est le crâne chauve et le visage sans poils que l'on associe immédiatement à la chimiothérapie. Une image qui fait peur, LE symbole de la maladie et de la violence de ses traitements. Et alors que les chimiothérapies sont lourdes d'effets secondaires multiples, handicapants, voire dangereux pour la santé des patientes, la perte des cheveux est souvent l'une des premières préoccupations de celles-ci avant de commencer leur traitement. Ça a été mon cas : lorsque l'on m'a annoncé que j'allais subir une chimiothérapie, ma première question a été de demander "est-ce que je vais perdre mes cheveux ?". Je n'ai pas pleuré quand on m'a parlé de mastectomie, mais je me suis effondrée en larmes à l'idée de perdre mes cheveux. » (Juin 2019)

Pour Maëlle et moi, le personnage qui incarne à la fois les effets du cancer et la féminité est Samantha Jones (jouée par l'actrice Kim Cattrall), dans la série « Sex and the City[1] ». Atteinte d'un cancer du sein, Samantha, une « femme fatale » aux multiples amants, associe ses perruques à son look impeccable, jusqu'au jour où elle décide de faire tomber son postiche et de se raser intégralement le crâne dans sa salle de bains. Dans une scène culte pour de nombreux·ses fans de la série, son conjoint la rejoint et se rase la tête en soutien. Socialement, Samantha Jones représente l'image de la *k-fighteuse*[2] idéale : malgré les effets secondaires lourds de la chimiothérapie, elle masque sa maladie et continue de performer la féminité sociale. Lorsqu'elle se rase la tête, elle fait de son crâne chauve un attribut féminin. Dans la série, le cancer du sein est traité comme un problème individuel auquel sont apportées des solutions « esthétiques », comme les qualifie Audre Lorde dans son *Journal du cancer*[3]. C'est en partant de cette critique partagée avec Audre Lorde que Maëlle a scruté les impacts des traitements sur son corps, que nous analysons ici au prisme de l'injonction à la féminité qui pèse malgré (et peut-être surtout dans) le cancer. Les efforts déployés par les industries cosmétiques[4], les professionnel·le·s de santé, l'entourage des patientes et les patientes elles-mêmes pour pallier les changements physiques induits par le cancer et ses traitements l'ont poussée à se demander : soigne-t-on le cancer, ou bien la

1. Série télévisée américaine créée par Darren Star, diffusée au début des années 2000 et qui raconte les aventures amoureuses de quatre amies quadragénaires (toutes blanches et riches) dans New York.

2. *K* pour « cancer », *fight* pour « se battre », en anglais. Anglicisme utilisé par certaines patientes sur les réseaux sociaux pour indiquer qu'elles se battent ou se sont battues contre un cancer.

3. Audre Lorde, *Journal du cancer*, suivi de *Un souffle de lumière*, Éditions Mamamelis, 2001.

4. Nous en reparlerons dans le chapitre 5.

féminité ? Quelle féminité se dessine sur le corps malade, et quelle place accorde-t-on à ce corps malade dans la société ?

Cancer du sein, des patientes comme les autres ?

Se battre quotidiennement contre une maladie chronique demande une énergie considérable, parfois de tous les instants. Il y a des jours où l'on ne peut pas sortir de son lit, d'autres où l'on vomit tout ce que l'on avait réussi à ingurgiter péniblement. Il y a les hospitalisations, les examens non prévus, les heures d'attente aux urgences, et la constellation de soins médicaux et paramédicaux qui sont prescrits ou que les patientes vont solliciter pour en pallier les effets secondaires. Ainsi, lors de sa deuxième année de traitement, Maëlle pouvait avoir rendez-vous avec son oncologue jusqu'à deux fois par mois, selon sa réaction aux traitements. Chaque semaine, elle voyait une kiné et sa psychologue. En fonction des traitements qu'elle prenait, elle avait rendez-vous avec une infirmière une fois par mois pour une injection ou pour un suivi des thérapies orales, parfois les deux. À cela s'ajoutent les passages à la pharmacie deux à trois fois par mois.

En plus de monopoliser toute l'énergie, le cancer s'infiltre dans chaque sphère de la vie et accapare le temps. « Et moi, le temps, je ne l'ai pas », répétait Maëlle. Utiliser son temps et son énergie à se conformer aux attentes de la société pour cocher les cases de la féminité peut alors sembler une perte de ce précieux temps. C'est pourtant un message récurrent au fil des soins et des étapes de la maladie. Même s'il se veut rassurant ou bienveillant, il assigne encore et toujours les femmes à ne pas faire peur, à rester dans le rang, à camoufler leurs blessures de guerre derrière du fond de teint et au fond des soutiens-gorge. Maintenir à tout prix les apparences pour ne surtout pas faire trembler l'ordre hétéropatriarcal. Cela concerne les femmes qui étaient conformes aux attentes de genre précancer : celles qui sont minces, blanches, valides, hétérosexuelles, voulant procréer ; pour les autres, le cancer devient un terrain de plus où se multiplient les injonctions à entrer dans la norme.

> « Je réalise que j'ai beau être consciente des mécanismes de domination sexiste qui sont en jeu dans cette maladie, que j'ai beau les questionner, me questionner et avoir pour objectif principal de les mettre au jour, à chaque étape, je suis profondément tentée de m'y soumettre. Que quand on me dit que j'ai perdu du poids, je suis partagée entre une inquiétude saine (je veux retrouver vite de l'appétit, garder mes forces, prendre plaisir à manger) et un sentiment absurde de sécurité et de validation. Je me sens en sécurité, en étant dans une taille standard. J'ai bien fait mon travail, j'ai même pris quelques points d'avance. » (Avril 2019)

L'injonction à la norme est présente dans les effets de chacun des traitements. Vos cheveux tombent ? Voici des perruques ! La chimio vous épuise ? Camouflez avec du fond de teint ! Un sein en moins ? Utilisez une prothèse ! Pour certaines, cela peut donner de l'énergie pour lutter, croire, vivre. Ce que nous interrogeons n'est pas le fond de teint mais le point d'exclamation qui le suit. Qui met fin à la discussion, qui ne montre qu'une seule possibilité, la même pour toutes.

Car au fond du fond, pour qui a-t-on besoin de masquer la fatigue, de faire comme si tout allait bien ?

Une longue liste d'injonctions

Les interventions médicales proposées face à un cancer du sein varient en durée et en ordre. Elles sont établies par les équipes médicales suite aux réunions de concertation pluridisciplinaires. En janvier 2016, Maëlle s'est vu proposer son propre parcours de soins.

> « La tumeur est trop grosse pour pouvoir faire la mastectomie, c'est-à-dire l'ablation complète du sein. On fera donc une chimio avant, pour calmer le jeu. Et on va congeler mes ovocytes, car les traitements ont un effet délétère sur la fertilité. Ça donnera donc, dans l'ordre : congélation des ovocytes, chimiothérapie, mastectomie, radiothérapie. »

Les substances chimiques de la chimiothérapie qui sont destinées à cibler les cellules cancéreuses attaquent aussi, par la même occasion, les cellules du corps qui se développent rapidement, comme les cheveux et les ongles. Sans parler des autres effets secondaires qui incluent (mais ne se limitent pas à) des nausées, vomissements, diarrhées et constipations, ainsi qu'une très grande fatigue.

La chimiothérapie évoque souvent de longues heures passées dans une salle d'hôpital où le produit est injecté par intraveineuse. La préparation de l'injection prend d'autant plus de temps que la patiente a choisi d'essayer de conserver ongles et cheveux à l'aide d'un casque[5] et de gants réfrigérés qu'il faut d'abord refroidir puis « réchauffer » après l'injection. Il existe aussi des chimiothérapies en comprimés qui se prennent à domicile et que Maëlle a également suivies pendant quelques mois.

Avant ou après la chimio, la tumeur est retirée par intervention chirurgicale. Si le sein est préservé, on parle de « tumorectomie », dans le cas de l'ablation d'un sein, c'est une « mastectomie »[6]. Parfois, comme pour Maëlle et dans des cas de cancers métastatiques, ce type d'intervention n'a pas lieu.

> « "Vous êtes en chimio ? Alors, le plus important, c'est de bien hydrater votre peau, hein !" C'est ce que m'a dit un pharmacien quand il a compris que le médicament que je venais récupérer était en prévision de ma prochaine chimio. Il ne m'a pas parlé de la fatigue, des nausées, des douleurs articulaires, des problèmes de digestion, des migraines… Non, juste de bien hydrater ma peau. Je me suis immédiatement demandé s'il aurait fait la même remarque à un homme… Il est indéniable que chimiothérapie et radiothérapie ont de lourds effets secondaires sur la peau, qui vont bien plus loin qu'une simple déshydratation : brûlures parfois sévères, syndrome "main-pied" qui peut empêcher d'écrire ou de marcher car la peau des extrémités s'abîme. Des conséquences très douloureuses… réduites à un souci cosmétique. Un coup de

5. Il existe deux technologies dont le coût peut varier, pour l'hôpital, de quelques centaines à plusieurs milliers d'euros.

6. Dans le cas de l'ablation des seins en vue d'une transition de genre, on parle plutôt de « torsoplastie ».

crème, du maquillage pour réveiller le teint, et on n'en parle plus. » (Juin 2019)

La radiothérapie, elle, permet de cibler la tumeur pour en détruire les cellules, ou de la réduire avant une opération. Les rayons qui brûlent la zone autour de l'organe ciblé – la poitrine, dans le cas du cancer du sein – entraînent des douleurs, et les séances peuvent également provoquer des nausées, vomissements, diarrhées, ainsi qu'une grande fatigue.

Un rendez-vous pour un test génétique peut aussi être proposé afin de savoir si la patiente est porteuse d'une mutation qui pourrait être présente chez d'autres membres de sa famille et possiblement transmise à sa descendance. En avril 2016, Maëlle a passé des tests auprès d'un oncogénéticien, dont les résultats sont revenus négatifs. S'ils avaient été positifs, la recherche aurait été étendue à d'autres membres de la famille.

L'hormonothérapie, quant à elle, est prescrite pour les cancers du sein sensibles aux hormones et pour éviter une récidive. Nous reviendrons plus en détail sur cette thérapie dans le chapitre suivant. Au cours de tous ces traitements, les attributs physiques de la féminité sont mis à rude épreuve. Et alors que la patiente est déjà rendue extrêmement vulnérable par la maladie, l'image du cancer dans la société et la pénibilité extrême des traitements, elle va devoir naviguer à vue. Les stratégies de dissimulation qu'on lui offre sont dans la grande majorité des cas proposées avec une bienveillance extrême, mais elles arrivent aussi vite que les traitements, voire avant, laissant peu de place pour s'interroger sur d'autres solutions ou sur cette féminité qu'il faudrait à tout prix préserver.

Qu'est-ce que la féminité ?

La perte simultanée de caractéristiques physiques considérées comme féminines, visibles (cheveux, seins, ongles) et invisibles (possibilité de grossesse), place les patientes atteintes d'un cancer aux frontières du genre. C'est cette position à la marge qui a permis à Maëlle de s'interroger : à quoi tient la féminité, mot rabâché par les proches, les magazines, les professionnel·le·s de santé ? Avoir des cheveux, des seins, des ongles, mais pas de poils ; c'est ça, être une femme ?

Pour la philosophe Manon Garcia, « être une femme, une "vraie", implique de se conformer à ces normes et, de même que l'on se questionne sur la nature d'un outil lorsqu'il ne remplit pas son office, on s'interroge sur la féminité d'une femme lorsqu'une distance apparaît entre son comportement et le comportement qui lui est socialement prescrit. Or, quel est le comportement prescrit à la femme dans la société ? La soumission[7]. » Au début de ses traitements, Maëlle acceptait avec bienveillance ce qui lui semblait être des marques d'attention (box spéciale cancer, foulards, maquillage). Cependant, « au fur et à mesure que le temps a passé et que la maladie est devenue grave, le malaise a grandi[8] » et d'autres questions ont émergé.

> « Les traitements – chimiothérapie, radiothérapie – ont touché si brutalement aux attributs de ma féminité qu'ils m'ont poussée à m'interroger. Pourquoi perdre mes cils et mes cheveux embarrassait tout le monde autour de moi ? Pourquoi les sites internet que l'on me recommandait, les

---

7. Manon Garcia, *On ne naît pas soumise, on le devient*, *op. cit.*, p. 89.

8. « Cancer du sein : "Traite-t-on la maladie ou la féminité ?" », *op. cit.*

> cadeaux que je recevais faisaient si souvent référence à la "préservation de ma féminité" ? Je ne savais même pas si je me sentais femme[9]. »

Ces interrogations philosophiques et féministes, d'autres patientes y ont aussi fait face. Ainsi, la dessinatrice Lili Sohn se demande, dans son autobiographie dessinée du cancer du sein[10] : « Est-ce qu'on ampute ma féminité si on touche à mes seins ? » Une question qui résonne aussi pour d'autres, notamment les personnes transgenres. Dans ses recherches sur celleux qu'il nomme des « transfuges de sexe[11] », le sociologue Emmanuel Beaubatie étudie les différentes trajectoires suivies par les personnes trans pour naviguer dans le système sexe-genre et montre que leur rapport aux normes de genre n'est « ni dichotomique ni monolithique[12] ». C'est également le cas pour les femmes atteintes d'un cancer du sein.

> « J'ai pourtant cherché à préserver ma féminité (selon le terme consacré) tout au long des traitements. J'ai porté des foulards pour cacher la perte de mes cheveux, maquillé mes sourcils en suivant à la lettre des tutos YouTube, porté du vernis alors que je déteste ça, et des vêtements colorés pour illuminer mon teint. Je m'y suis accrochée, à cette féminité. On m'a tellement répété que c'était important, très important, très, très important. » (Juin 2019)

---

9. *Ibid.*

10. Lili Sohn, « La Guerre des tétons » tome 1, *Invasion*, Michel Lafon, 2015.

11. Emmanuel Beaubatie, *Transfuges de sexe. Passer les frontières du genre*, La Découverte, 2021.

12. Emmanuel Beaubatie, « L'espace social du genre. Diversité des registres d'action et d'identification dans la population trans' en France », *Sociologie*, 2019/4 (vol. 10) : 395-414.

Pourtant, la féminité ne réside pas tant dans des attributs physiques ou des comportements que dans l'interaction avec les autres dans une société hétéronormée. Interviewée dans l'épisode 3 du podcast, la psychologue Sylvaine Perragin insistait sur l'aspect relationnel dans la construction de la féminité : « La féminité de soi à soi, je ne sais pas ce que ça veut dire. C'est quoi, les attributs d'une femme ? Je ne sais pas. » En effet, selon les milieux sociaux, les cultures, les époques, ce qui est considéré comme « féminin » ou « masculin » varie, que ce soit les attributs physiques, les vêtements ou les métiers[13].

Pour Maëlle, la conséquence de ses interrogations sur la féminité a été de s'affranchir de certaines normes de genre, ou, en tout cas, de résister à leur imposition quotidienne (se maquiller selon l'envie, porter ses cheveux courts ou des turbans plutôt qu'une perruque, etc.). Bien entendu, cette réponse n'est pas la seule réponse possible ; pour d'autres femmes, continuer à se maquiller, à performer la féminité, est ce qui leur convient le mieux. C'est ce que raconte Cynthia : « Mon style est important pour moi, je n'avais pas envie que le cancer m'enlève cette partie de moi[14]. »

Dans une recherche analysant les expériences de cancer du sein et de la prostate au prisme du genre, Anastasia Meidani et Arnaud Alessandrin proposent différents profils de féminité : conventionnelle, protestataire et ambivalente[15],

---

13. Voir, entre autres, Françoise Héritier, *Masculin/Féminin I. La pensée de la différence*, Odile Jacob, 1996.

14. « Le cancer du sein, un combat à sein nu », *op. cit.*

15. Anastasia Meidani et Arnaud Alessandrin, « Quand le cancer rencontre le genre », *Revue française de sociologie*, 2019, 60(2) : 201-224.

qui ne sont pas sans rappeler l'analyse d'Emmanuel Beaubatie identifiant trois trajectoires des personnes trans dans l'« espace social du genre ». En prenant en compte les origines sociales, le rapport au milieu associatif et militant et le choix d'une intervention médicale, il propose ainsi les catégories « conformes », « stratèges » et « engagé·e·s »[16]. Pour le cancer du sein, le travail de Meidani et Arnaud illustre la façon dont la stratégie des patientes diffère face à des interventions médicales similaires. Dans certains cas, les normes jouent un rôle de soutien, dans la continuité qu'elles représentent face aux changements provoqués par la maladie : s'y conformer permet de se rassurer et de rassurer les proches. Les femmes et les hommes qui vont à leur encontre sont celles ou ceux qui ont des ressources militantes et culturelles dans lesquelles puiser. Leur recherche met également en avant le paradoxe du discours autour de la féminité : si la perte de la féminité est considérée par les patientes et le personnel soignant comme « le prix à payer[17] » pour espérer guérir du cancer, il faut que celle-ci soit reconstruite, même de façon artificielle.

L'intégrité physique à l'épreuve des traitements

> « Pourquoi on traite comme ça les femmes qui ont un cancer du sein ? Pourquoi on donne tellement d'importance à des questions esthétiques et surtout pourquoi on nomme si mal les choses ? J'ai énormément réfléchi sur

16. Emmanuel Beaubatie, « L'espace social du genre », *op. cit.*, pp. 395-414.

17. Ce qui se retrouve aussi dans l'article de A. Cachenaut, I. Cantin, R. Cocault, C. Boué, « «Entre la vie et le corps, j'ai choisi la vie». L'influence des normes esthétiques féminines dans l'accompagnement des patientes atteintes du cancer », UT2J, 2019.

ces questions. Et au bout de deux ans à vivre tout ça, je me suis quand même beaucoup détachée de ces injonctions à la féminité. Pourtant, l'idée de revenir en chimio et de reperdre mes cheveux me rend triste, me fait peur. Je n'en ai pas envie. Pourquoi ? Tout simplement parce que c'est une atteinte à mon intégrité physique. Mais ce n'est pas une atteinte à ma féminité ! Ça n'existe pas, ça. Un homme qui perd ses cheveux, qui perd ses poils, sera autant touché, mais il n'y aura pas de mots, pas de discours là-dessus. Quand je perds mes cheveux, c'est un problème pour moi au même titre que mes œdèmes ou que mes mains qui triplent de volume. C'est le même problème, en fait, que quand j'ai des aphtes qui me font mal et que je ne peux pas manger. C'est mon corps, tout d'un coup, qui me fait défaut. Et c'est ça, le souci. Pas la féminité. » (Juin 2018)

La chimiothérapie agit sur des cellules qui se reproduisent très rapidement : c'est le cas pour les tumeurs cancéreuses, mais aussi les cellules de la peau, des poils, des ongles et des cheveux. La plupart des chimiothérapies ont donc un effet alopéciant[18] et provoquent la disparition de toute pilosité. Cette alopécie est souvent l'un des signes les plus visibles de la maladie. Maud Gérard, infirmière à l'institut Curie, décrit cet effet dans l'épisode 3 du podcast : « Ce qui revient beaucoup, c'est la chute des cheveux. C'est source de beaucoup d'angoisse, parce que c'est ce qui va se voir. [Les patientes] expriment le fait qu'elles étaient malades sans le savoir. [...] L'idée de recevoir un traitement qui va les rendre malades et le rendre visible auprès des autres, c'est vraiment compliqué.

18. En fonction du dosage et du type de médicament utilisé.

C'est vrai que pour les femmes, la symbolique des cheveux est très importante, c'est souvent le premier effet secondaire qui revient [dans la conversation] ».

C'est aussi ce que confirment de nombreux témoignages en ligne. Dans les revues et les brochures dédiées au cancer du sein, il y a toujours une rubrique consacrée aux cheveux. Une patiente interrogée dans une recherche sur les normes esthétiques dans le cancer du sein répond de façon très poignante : « Pour la femme, la perte des cheveux, je crois que c'est quelque chose de… de… traumatisant. Traumatisant. C'est sûr. Et donc, se faire voir sans cheveux, il y en a beaucoup, beaucoup, qui ne l'acceptent pas[19]. » Certaines parlent même d'une « amputation »[20].

Cette peur, Aurélia Aurita, autrice de bande dessinée, s'y est confrontée. En traitement dans le même hôpital que Maëlle, elle lui écrivait en juin 2019 : « Il y a un mois, je me suis lancée et j'ai commencé à me balader crâne nu dans la rue. Au départ, c'était un vrai effort, comme de se jeter dans le vide. Maintenant, j'arrive à être “à poil de la tête”, sans cils ni sourcils. Et je me sens vivante, plus moi-même que je ne l'ai jamais été. Ce bonheur, c'est en partie à vous que je le dois. Vos mots ont résonné fort en moi, cette légion de femmes malades crâne nu dans la rue, j'ai voulu la faire exister […], ajouter ma petite voix au chœur de l'armée rose qui s'annonce ».

---

19. Entretien avec Claudine, 4 février 2019, extrait de A. Cachenaut, I. Cantin, R. Cocault, C. Boué, « «Entre la vie et le corps, j'ai choisi la vie» », *op. cit.*, pp 1-24.

20. Véronique Houguet, Isabelle Soing, « Cancer du sein, la traversée du désir », www.marieclaire.fr.

L'une des solutions proposées pour retarder la chute des cheveux est le port d'un casque réfrigérant (à - 20 °C) pendant la chimio qui, en resserrant les pores autour du bulbe capillaire, freinerait l'arrivée du traitement, donc son impact. De la même manière, des gants glacés permettraient de retarder la chute des ongles. Toutefois, leur efficacité est toute relative et ni le casque ni les gants ne sont toujours bien supportés. Comme nous le disait Mylène, que nous avons rencontrée pour le podcast, les femmes ont le droit de sortir dans la rue « sans être automatiquement étiquetées comme malades ». Restent alors les perruques et les foulards, pour lesquels le maintien de la féminité est un argument marketing[21]. Un perruquier a un jour expliqué à Maëlle : « Quand tu mets la perruque, tu te sens femme, tu te retrouves, c'est évident. » Alors que l'on traque les femmes musulmanes qui portent le foulard d'un côté, on enjoint à d'autres femmes de masquer leur perte de cheveux à coups de turbans « bonne mine » ou de perruques. Car le crâne nu dérange, car les femmes qui disposent de leur corps sont dangereuses.

Pour les hommes, cette question ne semble même pas se poser :

> « Quand je suis entrée pour la première fois dans un magasin spécialisé dans les "compléments capillaires" (oui, oui), je me souviens avoir été frappée par l'absence de produits destinés aux hommes. Comme si la chevelure était uniquement importante pour les femmes. Comme si elle ne représentait que ça : la féminité. Ça m'a paru dingue. Quand j'en ai parlé à la vendeuse, elle m'a

21. Voir chapitre 5.

> répondu : "C'est moins important pour les hommes. Un homme chauve, ça passe." Il y a aussi cet ami d'ami qui a eu un lymphome il y a quelques mois ; quand il a demandé le casque dans son hôpital, on lui a répondu non car "pour les hommes, c'est pas grave, ça passe d'être chauve"... Honteux. » (Juin 2019)

La perte des cheveux, pourtant, change le visage, le rapport à soi, et nous rappelle à la maladie, quels que soient notre sexe et notre genre. Il nous semble que c'est une question d'identité, d'intégrité physique, pas de masculinité ou de féminité.

> « C'est mon intégrité physique qui est mise en danger et que je veux préserver, par des foulards, du maquillage ou rien suivant ma personnalité. La féminité, ça ne veut rien dire en soi. Et appeler ça "féminité", ça empêche les hommes de profiter de soins ou de techniques qui pourraient leur permettre de mieux vivre leur maladie. D'autre part, on répète en boucle aux femmes qu'elles doivent à tout prix garder leur féminité, c'est un enjeu très important, et je considère que quand tout ton environnement te dit de faire quelque chose, ce n'est plus vraiment ton choix. » (Mars 2018)

« L'avantage de la chimio, c'est qu'on n'a plus à s'épiler ! »

Si les cheveux focalisent l'attention, l'alopécie induite par les chimiothérapies n'est pas sélective et ce sont bien tous les poils du corps qui tombent pendant les traitements. Lorsque la dessinatrice Lili Sohn perd ses poils pubiens sous la douche, elle se remonte le moral en se disant qu'elle n'aura plus à s'épiler[22]. Maëlle, elle, a entendu cette remarque tellement de fois qu'elle a fini par ne plus en rire. Même énoncée avec humour ou bienveillance, elle renvoie à une injonction faite aux corps perçus comme féminins, malades ou pas.

> « Je me souviens très précisément du moment où mes poils pubiens ont commencé à tomber. C'est arrivé quelques jours avant les premières mèches de cheveux, et ça m'a traumatisée. Je ne m'y attendais pas. Pas comme ça. C'est arrivé dans les toilettes d'un café, un samedi après-midi. J'ai vu tout un tas de poils pubiens au fond de la cuvette. C'était très *graphique* [anglicisme pour choquant, cru]. Ça m'a fait l'effet de mes premières règles. Un vrai choc. Quand ensuite tout est tombé, j'ai bien sûr apprécié de ne plus avoir à me soucier de m'épiler les jambes ou les aisselles. Mais pas tant que ça. Je me suis rendu compte que c'était de ne pas avoir à m'inquiéter du regard des autres qui me reposait. Et, surtout, je n'ai vraiment pas supporté de ne plus avoir de poils pubiens. J'avais l'impression d'être un mélange étrange entre une actrice porno, une petite fille… et une malade. Ça ne me plaisait pas, du tout. » (Juin 2019)

Les traitements de chimiothérapie ont également tendance à abîmer les ongles, voire à les faire tomber. Cela peut être extrêmement douloureux. Des solutions existent, qui n'échappent pas au marketing genré : pour les femmes, sera mise en avant la gamme de vernis au silicium, une manucure

22. Lili Sohn, « La guerre des tétons » tome 2, *Extermination*, Michel Lafon, 2015.

par semaine « obligatoire », dans des couleurs vives à assortir à leur tenue... Pour les hommes, ce vernis devient un « gel » transparent à poser matin et soir.

Quant à l'absence de cils et de sourcils, qui renvoie, dans l'imaginaire, immédiatement à la maladie, il n'existe pas vraiment de solution pour empêcher leur chute. Des techniques de maquillage classique ou permanent permettent de dissimuler leur perte. Mais il y a des choses que l'on ne peut pas camoufler par du maquillage. La peur, la tristesse, l'incompréhension accompagnent aussi l'expérience du cancer.

La solitude du parcours thérapeutique

Plus qu'une addition d'effets secondaires visibles, la chimiothérapie est un bouleversement au quotidien. Avec la fatigue engendrée, les trous de mémoire et les vomissements qui persistent après les séances, elle ancre le cancer dans la réalité pour les patient·e·s qui n'ont parfois jamais eu de symptômes de la maladie.

> « Je suis bien gentiment le protocole de chimio. Je perds mes cheveux, mais pas complètement. J'ai une tonsure, c'est déroutant. J'arrive à fonctionner toute seule, n'en déplaise aux oiseaux de mauvais augure. Mais je suis dans un brouillard mental perpétuel. Un mélange entre le choc et le "chemofog[23]", cet effet secondaire des chimios dont on parle trop peu et qui affecte la mémoire à court terme. Je n'ai que très peu de souvenirs de cette période.

23. Cette expression est la combinaison de deux termes anglais : *chemo*, pour chimiothérapie, et *fog*, qui désigne l'épais brouillard dont la ville de Londres est coutumière.

Je n'arrivais pas à fixer mon attention, ni sur une conversation ni sur un livre ou une série. Alors je marchais. Je marchais, je marchais, je marchais. J'ai parcouru Paris en long, en large, en travers. En pleurant. J'ai pleuré, pleuré, pleuré. J'ai été impressionnée par la quantité de larmes qu'un corps humain peut fournir. J'ai pleuré et j'ai marché. » (Avril 2019)

Le sentiment de solitude qui peut s'installer est amplifié dans le cas de chimiothérapie orale, où il n'y a plus d'injections par intraveineuse (qui se font en milieu hospitalier) mais une prise de cachets à domicile. Maëlle me racontait son expérience et le suivi « catastrophique » qu'elle a vécu.

> « Le suivi des patientes en thérapie orale est catastrophique. On te laisse tout seul avec tes questions, avec ta merde, t'as pas de suivi, le week-end t'es seule. Bref, c'est une catastrophe. Les pharmaciens ne savent pas gérer, les généralistes non plus, il n'y a personne pour t'aider, c'est horrible. Ça a été un des trucs les plus durs pour moi, dans cette maladie, cette sur-responsabilité où en fait tu es seule à évaluer toi-même l'importance de tes effets secondaires. Est-ce que c'est grave, est-ce que ce n'est pas grave, est-ce que ça mérite que j'appelle le Samu ? C'est toi qui gères tout seul et ça ne devrait pas être le cas. » (Juin 2018)

Quand le sexisme s'invite dans la maladie

Si le corps des femmes malades se situe aux frontières du genre, il existe tout un arsenal destiné à le maintenir dans la norme (qui génère un marché juteux que nous aborderons dans le chapitre 5). Le rappel à l'ordre peut prendre la forme de sexisme bienveillant de la part de l'entourage (offrir du maquillage), de remarques sur son apparence physique dans le cadre médical ou d'agressions sexistes dans la rue. Parce que la norme, pour les femmes, c'est aussi ça : vivre le harcèlement et les insultes au quotidien – qui sont tout sauf des compliments.

Des femmes comme les autres

L'enquête « Violences et rapports de genre » (Virage) de l'Institut national des études démographiques (Ined), réalisée en 2015[24], montre que dans les espaces publics, une femme sur quatre a déjà subi au moins un fait de violence (harcèlement sous prétexte de drague, insultes, attouchements, etc.). En Île-de-France, la proportion passe à 37 % de femmes. Dans *Présentes*[25], la journaliste Lauren Bastide met en avant les réflexions de nombreuses militantes sur la place des femmes dans l'espace public (ville, médias, réseaux sociaux). Sans surprise, l'accès à ces espaces n'est pas pensé pour les femmes, et ils se révèlent même dangereux pour certaines catégories de femmes, notamment les femmes handicapées, les femmes trans et les femmes qui portent le voile.

Dans l'épisode 3 du podcast, Maëlle raconte l'une des agressions qu'elle a vécues alors que, suite à un changement de traitement, les effets alopéciants de la chimio s'estompaient, après des mois à avoir marché, invisible, dans les rues parisiennes.

---

24. Les résultats complets de cette enquête sont disponibles sur www.virage.site.ined.fr.

25. Lauren Bastide, *Présentes : Ville, médias, politiques Quelle place pour les femmes ?*, *op. cit.*

« 12 janvier 2017, 23 heures, il fait doux pour un mois de janvier, je rentre à pied du cinéma par le canal de l'Ourcq. À cinq minutes de chez moi, un mec surgit à moto et me suit, moi sur le trottoir, lui à mon niveau sur la route.
"Ça va ? Hey, ça va ? Oh ! J'te parle. Vas-y, tu réponds, là."
J'accélère, il grimpe à moto sur le trottoir et se colle à moi.
"Vas-y, salope, tu vas répondre, oui !"
Je me mets à courir. La brasserie du coin est encore ouverte, je me réfugie sur la terrasse. Il démarre en furie en me hurlant : "J'te baise et ta mère aussi."
C'est la troisième interaction de ce genre, aujourd'hui. Quand je me retrouve face au miroir de mon hall d'entrée, je m'observe : Doc Martens, leggings intérieur polaire, pull oversize et manteau. Ma première réflexion : je ne porte même pas de jupe aujourd'hui…
J'y pense pendant des jours. Pourquoi ? Pourquoi ça me tombe dessus ces dernières semaines, ces insultes, ces sollicitations, ces attaques gratuites ? Pourquoi il y a dix jours, je me suis fait agresser par trois gamins de 12 ans maximum qui se sont senti le droit de me dire qu'ils allaient "me niquer, me baiser, sale pute, vas-y dégage" ? Pourquoi ai-je depuis peu la sensation sourde d'être tout le temps observée ? Pourquoi je ne me sens plus à mon aise dehors, alors que depuis un an j'arpentais Paris en long, en large et en travers à pied, dans ma bulle ?
Sereine, neutre, libre.
Inaudible. Invisible.

Ce qui a changé, c'est que ça fait plus de six mois que j'ai arrêté la chimio. Mes cheveux ont repoussé. Mes sourcils, mes cils aussi. Je n'ai plus l'air malade. J'ai l'air d'une femme. Centimètre par centimètre, je passe, en apparence du moins, d'un corps pathologique à un corps sain. D'un corps d'individu neutralisé par la maladie à un corps de femme. Et à chaque centimètre de cheveux gagné, c'est un centimètre de liberté perdu. Pendant presque un an, j'ai vécu dans une neutralité incroyable. Littéralement incroyable. Un espace devenu réellement public, où chaque arrêt de bus, chaque bouche de métro, chaque trottoir ne me rappelait pas sans cesse à ma corporalité. Ma féminité. »

Les patientes à l'épreuve du patriarcat

Préserver sa féminité, c'est aussi en payer le coût social. Et pourtant, celui-ci est rarement évoqué, car impensé, banalisé, dans les multiples instances où se glissent les remarques plus ou moins appropriées sur l'apparence physique des patientes. Les patientes jeunes, dont le corps est au cœur des enjeux de contrôle patriarcaux, et qui représentent une minorité des patientes atteintes d'un cancer du sein, y sont particulièrement confrontées. Ainsi, alors qu'une amie de Maëlle était à moitié nue dans la machine de radiothérapie, le technicien a commenté son apparence : « Vos seins, c'est sûr que c'est plus ça, mais le reste de votre corps est splendide. »

« Au début de mes traitements, après être tombée sur un prospectus à l'hôpital, j'ai participé à l'atelier d'une association qui proposait aux patientes des conseils esthétiques et cosmétiques. J'étais la plus jeune, comme souvent, et les deux esthéticiennes n'ont pas manqué de me le rappeler : "Prenons Maëlle comme modèle, elle est si jeune ! Il faut vraiment bien penser à hydrater la peau du cou, c'est par là que les signes de l'âge arrivent !" Ça m'a retourné le ventre. Comment, dans une pièce remplie de femmes qui se battent pour leur vie, peut-on perpétuer de telles injonctions ? Comment ose-t-on dire à des femmes qui rêvent d'avoir la chance de vieillir que, même pendant leur traitement, elles ne doivent surtout pas oublier de combattre les signes de l'âge ? » (Juin 2019)

La situation des patientes qui subissent des traitements avec l'espoir qu'ils leur permettent de continuer à vivre longtemps, donc de vieillir, illustre l'absurdité des injonctions à la jeunesse et à la beauté auxquelles toutes les femmes sont soumises. Ces injonctions visent à les maintenir dans un idéal inatteignable : ni trop grosses ni trop maigres, ni trop grandes ni trop petites, souriantes, surtout, blanches, bien entendu, valides et jeunes. Et celles qui ne s'y conforment pas sont poussées à entrer dans cette norme à coups de produits miracles et d'opérations chirurgicales, ou à se taire. C'est ce qu'analyse brillamment Virginie Despentes dans son essai-manifeste *King Kong Théorie*[26] qui commence ainsi : « J'écris de chez les moches, pour les moches, les vieilles, les camionneuses, les frigides, les mal-baisées, les imbaisables, les hystériques, les tarées, toutes les exclues du grand marché à la bonne meuf. Et je commence par là pour que les choses soient claires ; je ne m'excuse de rien, je ne viens pas me plaindre. Je n'échangerais ma place contre aucune autre,

26. Virginie Despentes, *King Kong Théorie*, Livre de Poche, 2007.

parce qu'être Virginie Despentes me semble être une affaire plus intéressante à mener que n'importe quelle autre affaire. Je trouve ça formidable qu'il y ait aussi des femmes qui aiment séduire, qui sachent séduire, d'autres se faire épouser, des qui sentent le sexe et d'autres le goûter des enfants qui sortent de l'école. Formidable qu'il y en ait de très douces, d'autres épanouies dans leur féminité, qu'il y en ait de jeunes, très belles, d'autres coquettes et rayonnantes. Franchement, je suis bien contente pour toutes celles à qui les choses telles qu'elles sont conviennent. C'est dit sans la moindre ironie. Il se trouve simplement que je ne fais pas partie de celles-là. »

Le cancer du sein vient balayer la pluralité des manières d'être féminine, qui peine déjà à exister dans la société. Comme l'écrit Lili Sohn : « Je ne sais toujours pas ce que c'est que d'être une femme. Tout ce que je sais, c'est que ça ne se réduit pas au fait d'avoir des seins, un vagin et deux ovaires[27]. » Pourtant, c'est bien sur ces organes que se focalise toute l'attention.

Sexualisation des corps féminins : sexualité, seins et ovocytes

Maintenir sa « vie de femme »

Les chimiothérapies et les hormonothérapies, principaux traitements contre le cancer du sein, ont des effets lourds et possiblement délétères à long terme sur les ovaires, la fertilité et la libido des patientes. Pendant la chimio, en général,

27. Lili Sohn, *Vagin tonic*, Casterman, 2018, p. 15.

les règles s'arrêtent, et leur reprise à la fin du traitement est aléatoire. Quant aux hormonothérapies, elles sont généralement utilisées en fin de parcours de soins, pendant cinq à sept ans, pour prévenir les rechutes. Les patientes expérimentent alors des effets secondaires proches de la ménopause, et ce, quel que soit leur âge : perte de libido, sécheresse vaginale, insomnies, dépression, prise de poids, douleurs articulaires.

Il nous semble important que chaque patiente, si elle le souhaite, puisse parler au personnel soignant de ses questions liées à la libido et plus largement à la sexualité. Mais, entre les conséquences physiques directement liées aux traitements et le poids psychologique du parcours de soins, est-il vraiment nécessaire, et juste, de leur enjoindre de préserver leur sexualité ? De les culpabiliser en répétant que tout est une question d'envie ?

Dans son essai *Le Regard féminin. Une révolution à l'écran*[28], la journaliste et critique de cinéma Iris Brey définit le regard féminin (« female gaze » en continuité du « male gaze » théorisé par Laura Muvley dans les années 1970) comme un regard humain sur les personnages féminins (de la caméra, des autres personnages, des spectateur·ice·s). Ces femmes sont alors considérées comme des protagonistes à part entière et n'existent pas uniquement pour satisfaire le voyeurisme ou les fantasmes des personnages masculins, de la caméra ou des spectateurs. S'il est rare dans le cinéma, ce regard féminin manque cruellement dans le domaine médical. Pour ne parler que du cancer du sein, lorsque les revues évoquent la « vie de femme » et l'importance de ne pas se

28. Iris Brey, *Le Regard féminin. Une révolution à l'écran*, Éditions de l'Olivier, 2020.

« laisser aller », on peut se demander qui sont les véritables bénéficiaires de ces injonctions : les femmes ou leur conjoint (supposé) ? Est-ce que maintenir une sexualité malgré le cancer convient aux femmes, ou arrange plutôt la société ?

Maëlle est devenue célibataire peu de temps après avoir reçu son diagnostic. Elle a vécu son parcours entourée de ses ami·e·s et a longuement réfléchi aux injonctions au couple et à la sexualité qu'elle percevait de toute part[29]. D'autres femmes, qui ont vécu leur parcours thérapeutique en couple, ont traversé différemment ces épreuves. Un article paru dans *Marie-Claire*[30] donne la parole à plusieurs d'entre elles. Pour Derya, par exemple, il était indispensable de retrouver une vie sexuelle avec son conjoint : « Je ne pouvais pas laisser la maladie tuer les amants faits l'un pour l'autre que nous étions. » Céline, elle, s'est séparée de son conjoint et a trouvé une forme de réparation de son corps dans le désir qu'elle suscite auprès de ses amants. Marjorie Jacquet a changé sa façon de vivre et son rapport à la sexualité : « Le sexe, qui donnait autrefois du relief à ma vie, ne m'intéressait plus. Ma reconstruction profonde a impliqué d'identifier mes nouveaux désirs. [...] Je suis toujours féminine, mais pour me plaire, plus pour séduire les hommes. Je ne cherche plus à me rassurer dans leur regard. Mon désir ne se nourrit plus du seul plaisir charnel, éphémère, mais de ma capacité à entreprendre et mener ma vie comme je l'entends. »

---

29. Nous y revenons dans le chapitre 6.

30. Véronique Houguet, Isabelle Soing, « Cancer du sein, la traversée du désir », www.marieclaire.fr.

Si la sexualité peut représenter un espace de liberté pour les patientes, elle est aussi scrutée par le regard médical, en particulier lorsqu'il s'agit de procréation.

Assignation à la maternité

Dans leur enquête sur les cancers du sein et de la prostate, Anastasia Meidani et Arnaud Alessandrin[31] mettent en avant la façon dont en cancérologie la sexualité est toujours abordée par le prisme de l'« hétéronormativité pénétrative ». Leur étude pointe la répartition genrée des questions que posent les médecins à leurs patient·e·s : aux hommes, des questions sur leur travail et leur sexualité, aux femmes, des questions sur leurs capacités procréatives. Ce constat n'est pas surprenant, comme le souligne la philosophe Camille Froidevaux-Metterie : « Si elles sont devenues des individus de droits, pleinement investis dans le domaine social et professionnel, les femmes n'en ont pas moins continué d'être des sujets définis d'abord par leur vie sexuelle, conjugale et maternelle[32]. » Elles sont des corps « à disposition » des hommes hétérosexuels, de la société patriarcale. Pour les femmes de moins de 40 ans à qui un cancer du sein est diagnostiqué, l'une des premières étapes du parcours est un rendez-vous dans un service d'oncofertilité. L'objectif est d'y réaliser une intervention qui a peu à voir avec le traitement de leur maladie, mais vise plutôt à maximiser les chances d'aboutir à une grossesse. En effet, la durée des traitements d'un cancer et leurs éventuels effets délétères sur la réserve ovarienne peuvent avoir un impact sur la fameuse « horloge biologique »

31. *Op. cit.*

32. Camille Froidevaux-Metterie, *Seins : en quête d'une libération*, Anamosa, 2020, p. 8.

des femmes. Ces étapes, certes importantes, et qui le sont plus encore lorsque l'on souhaite des enfants, sont proposées dans les jours qui suivent l'annonce, comme si, au final, la maternité était une récompense à la survie aux traitements.

La préservation n'est pas obligatoire, mais des années de conditionnement à la maternité (« être une femme, c'est être une mère », rappelle la journaliste Fiona Schmidt[33]) et l'incertitude dans laquelle plonge l'annonce du diagnostic penchent vers une préservation « au cas où », même pour les femmes qui n'ont pas de projet d'enfant.

> « Pour te donner un exemple, la première procédure que j'ai subie, mis à part les biopsies et tout ça, avant même de faire la chimio, c'est qu'on m'a envoyée en urgence à l'hôpital Jean-Verdier, spécialisé dans la préservation de la fertilité, pour me faire ponctionner des ovules ou des ovocytes. En urgence. Pour les congeler au cas où les chimios auraient des conséquences sur ma fertilité. C'est génial de proposer ça aux femmes, c'est vrai. Et c'est complètement gratuit. Mais en fait, ça s'est tellement fait dans l'urgence que je n'ai même pas pu y réfléchir. Et on m'a tellement dit : "Non mais, là, il faut commencer la chimio, mais si on la commence sans vous faire ça, vous ne pourrez pas avoir d'enfant, donc y a pas le temps de réfléchir, faut le faire" que, du coup, tu le fais, tu vois. Sauf qu'aujourd'hui, eh bien, déjà, vu ma situation, avoir des enfants, ce n'est pas vraiment une question, et en plus, ça m'a permis d'y réfléchir et de me rendre compte

33. Fiona Schmidt, *Lâchez-nous l'utérus ! En finir avec la charge maternelle*, Hachette, 2020 et sur son compte Instagram @bordel.de.meres.

que je n'ai jamais voulu en avoir, moi, des enfants. Et donc, maintenant, j'ai des ovules qui sont mis de côté, pour qui ? pour quoi ? Ça, c'est un premier truc. Le deuxième, c'est que tu viens d'apprendre que tu as un cancer, tu sais que tu vas faire de la chimio, t'as peur, c'est inconnu, tu ne sais pas ce que c'est... et on te dit en plus : "On va vous mettre des p'tits ovules de côté, ça va bien se passer, surtout que vous n'avez pas 30 ans et qu'il faut vous imaginer que l'hormonothérapie, vous en prenez cinq ans après la fin de vos traitements, donc, vous allez vous y mettre peut-être à 36 ans, et ça fait un peu tard". On te déroule tout ton parcours, à ta place, et toi tu dis : "Bon, oui, d'accord, ça paraît logique, mais je ne sais pas trop, faites ce que vous voulez, je ne sais plus, là".
Finalement, je me rends compte que ce n'est pas de la perversité, mais au final, d'un côté, on te retire tes fonctions reproductives biologiques, parce qu'il n'y a pas d'autre choix, et, de l'autre, on te propose une sorte de sur-féminité esthétique. Pour compenser, quoi. »
(Juin 2018)

Les patientes suivent alors un parcours de procréation médicalement assistée (PMA) classique (modulé selon le type de cancer et le temps avant le début des traitements), sans la phase d'implantation dans l'utérus. Trois possibilités s'offrent à elles : la congélation d'ovocytes, celle d'embryons ou celle du tissu ovarien. Mon amie Cassandre a même eu un double parcours afin de préserver ses ovocytes d'abord, puis des embryons (par fécondation *in vitro*) : « Quand on te dépiste [ton cancer], c'est la course contre la montre. S'il y a une chimio, on doit faire la préservation des ovocytes tout de suite, parce qu'elle peut endommager les ovaires. Mais je ne savais pas si j'allais en faire ou pas de la chimio, parce qu'on n'a pas les résultats avant trois semaines. Et si on doit en faire, on n'a pas le temps d'attendre. Donc, on a planifié la préservation de la fertilité. J'ai dû faire deux cycles parce que pour le premier, la personne pour les embryons était en vacances, donc on n'a fait que les ovocytes. Maintenant, j'ai des ovocytes *et* des embryons. »

Il est intéressant de noter la manière dont la société, quand elle l'estime légitime, rend l'accès aux droits en santé (ici, la préservation de la fertilité) rapide, fluide et évidente. Alors que dans le même temps, des catégories de personnes (les « pas assez femmes ») ne sont toujours pas autorisées à avoir accès à ces technologies. En effet, le parcours PMA, en France, a longtemps été réservé aux seuls couples hétérosexuels et n'a été ouvert aux femmes cisgenres[34], célibataires et lesbiennes que depuis juin 2021[35]. Les personnes trans en restent exclues, et la gestation pour autrui (GPA) interdite.

Quand cancer et grossesse cohabitent

D'après l'association Jeune et Rose[36], une association de jeunes femmes touchées par le cancer du sein, sur les 5 000 femmes de moins de 40 ans diagnostiquées avec un cancer du sein chaque année, 10 % d'entre elles sont enceintes ou allaitantes. Quand le cancer est détecté pendant la grossesse, une

34. Personnes dont l'identité de genre correspond à celle assignée à la naissance.

35. Pour tou·te·s les bénéficiaires, le parcours PMA est ouvert sur indication médicale, en cas d'infertilité médicalement constatée ou de maladie grave susceptible d'être transmise à l'enfant.

36. www.jeuneetrose.com.

interruption peut être proposée, quelle que soit la durée de gestation. La chimiothérapie, elle, ne peut se pratiquer qu'à partir du deuxième trimestre. Dans un film documentaire réalisé par l'association à destination des professionnel·le·s de santé[37], plusieurs femmes témoignent du manque d'écoute auquel elles ont été confrontées alors même qu'elles présentaient certains symptômes du cancer du sein. Mélanie a ainsi remarqué dès la naissance de son deuxième enfant que son mamelon gauche était différent. Elle a alerté de nombreux·ses professionnel·le·s de santé sur le sujet, mais son inquiétude a été systématiquement balayée. Ce n'est qu'après l'arrêt de l'allaitement, huit mois plus tard, qu'elle est diagnostiquée avec un cancer du sein métastatique. Pour sa part, Élodie raconte les difficultés à s'investir dans sa grossesse tout en commençant une chimiothérapie : « Mon accouchement avait été programmé à sept mois et demi de grossesse, parce qu'il ne fallait pas qu'il y ait trop de laps de temps entre la dernière chimio et l'opération. J'ai eu un mois pour me reposer, et là, on m'a fait une césarienne. Cinq jours après la césarienne, je me suis fait opérer[38]. »

Si les hormones de grossesse stimulent un cancer déjà présent, la grossesse n'est plus aujourd'hui considérée comme un risque de récidive de cancer du sein. Cette situation reste rare et, là encore, la formation des professionnel·le·s de santé est indispensable afin que celles qui en ont besoin soient prises en charge rapidement.

---

37. *Alerte rose : le cancer du sein chez la femme enceinte ou allaitante*, 2017.

38. Entretiens à retrouver en intégralité sur la chaîne YouTube de l'association Jeune & Rose.

L'allaitement après un cancer du sein n'est pas contre-indiqué si les traitements sont terminés, mais les seules à pouvoir en décider sont les premières concernées. Car sur ce sujet encore, les femmes qui ont eu un cancer du sein n'échappent pas aux injonctions. Ainsi, Lili Sohn témoigne sur son compte Instagram des nombreuses questions et remarques qu'elle a reçues sur l'allaitement (« Comment tu vas le nourrir ?? »).

Sein(s)

Mastectomie, DIEP[39], amazone, prothèses… Ce jargon devient rapidement un vocabulaire familier pour les patientes : parce qu'elles n'ont pas vraiment le choix, parce que souvent il faut comprendre vite. Siège de la maladie, le sein va dans la plupart des cas devoir subir une chirurgie plus ou moins mutilante : ablation partielle (tumorectomie) ou totale (mastectomie), et parfois retrait d'une partie ou de la totalité de la chaîne ganglionnaire du bras. Si les chirurgien·ne·s ont l'habitude de pratiquer ces opérations et se veulent rassurant·e·s, dans les faits, retirer une ou des parties du corps est défini comme une amputation. Et ces parties manqueront à jamais : ni les cicatrices, ni les tatouages, ni les prothèses ne les remplaceront tout à fait. Parce que même si elle est invisible, la cicatrice modifie le rapport des femmes à leur corps, et la reconstruction ne passe pas seulement par le physique, mais implique aussi une dimension psychique et parfois spirituelle. Ainsi, Thérèse nous racontait un rite qu'elle a réalisé avant sa mastectomie : « Ma fille m'a proposé d'imaginer un rite de deuil, de passage. Et donc, j'ai modelé le sein

39. Technique de reconstruction du sein par prélèvement d'un lambeau de peau sur l'abdomen (*Deep Inferior Epigastric Perforator*).

en terre cuite, décoré à la mode de la fête des Morts mexicaine que j'ai ensuite fracassé à coups de marteau avec une amie. Et ça m'a fait un bien fou ! Ça m'a super bien préparée à la mastectomie. »

Si l'opération cristallise l'attention, la convalescence est longue et s'accompagne de douleurs chroniques. Certains problèmes de circulation lymphatique sont ainsi parfois très handicapants, malgré la kinésithérapie (c'est ce qu'on appelle le « lymphœdème »). Parce que des faisceaux nerveux peuvent être touchés, les zones pectorales, de l'épaule, de l'aisselle ou du bras peuvent devenir insensibles, temporairement ou sur le plus long terme[40]. C'est ce que décrit Manuela Wyler à propos de sa double mastectomie : « J + 58 après la chirurgie initiale – cinquante-huit jours de pansements, cinquante-huit jours à tenter de retrouver l'usage de mes bras. Un échec. Je développe des stratégies pour vivre avec le handicap, que j'espère bien temporaire. Dans les gestes du quotidien, ne pas pouvoir lever le bras à plus de quarante-cinq degrés limite beaucoup le champ des activités[41]. »

Dans son ouvrage consacré aux seins, la philosophe Camille Froidevaux-Metterie écrit : « Les seins signifient, et imposent même, la présence inesquivable du féminin[42]. » Comme le reste du corps des femmes, les seins, sous le regard masculin, sont hautement scrutés et sexualisés[43]. Et

40. Fondation ARC pour la recherche sur le cancer.

41. *Op. cit,* p. 134.

42. *Op. cit.*, p. 16.

43. À tel point que les femmes n'ont pas le droit de se promener torse nu sous peine d'outrage, qu'elles peuvent se faire insulter et frapper lorsqu'elles allaitent leur enfant en public, comme Maÿlis, une mère giflée en pleine rue en mai 2021.

non seulement leur présence semble indispensable, mais ils vont par paire. Ainsi, même après une opération lourde, les femmes vont tout faire pour maintenir l'illusion de deux seins (par une prothèse mammaire externe ou par une intervention chirurgicale), quoi qu'il leur en coûte.

> « Pour ma part, je n'ai pas eu de mastectomie. Mais au moment où nous l'envisagions, le chirurgien était parti du principe qu'à mon âge, il n'y avait pas de question à se poser, je me ferais reconstruire. Si l'option de rester en amazone avait été évoquée pour être rapidement balayée, à aucun moment la troisième option n'avait été mentionnée : puisqu'on peut reconstruire le sein retiré pour symétriser, pourquoi ne pas envisager de retirer le sein restant, dans la même optique ? » (Juin 2019)

Il existe en effet aujourd'hui des techniques de reconstruction de plus en plus satisfaisantes : on peut parfois reconstruire le sein dans le même temps que l'ablation (reconstruction immédiate) pour ne pas faire subir plusieurs opérations à la patiente. Quand ce n'est pas possible, il existe de nombreuses techniques de reconstruction secondaire[44] qui se font un peu plus tard. Même si la reconstruction peut aussi comporter des effets indésirables, par exemple, empêcher dans certains cas de déceler une récidive[45].

Il est assez rare de croiser des personnes qui n'ont qu'un seul sein, pourtant 70 % des patientes au moins renoncent à

44. Toutes ces opérations, y compris la reconstruction et la mastectomie controlatérale, sont prises en charge par la Sécurité sociale.

45. Webradio « Ressources & Vous », émission du 11 juin 2020, « Cancer du sein métastatique : se sentir femme ? » disponible sur YouTube.

la reconstruction mammaire après une mastectomie[46], par choix, à cause du manque d'offres près de chez elles ou des dépassements d'honoraires. Dans ce cas, elles optent souvent pour des prothèses externes, à poser dans un soutien-gorge spécial, ce qui permet une symétrie visuelle, mais aussi une meilleure répartition du poids au niveau du buste. La conséquence de cette standardisation, c'est qu'elle participe à l'effacement du corps malade dans la société, avec des femmes qui s'ignorent les unes les autres : une armée absolument invisible.

Comme le dit Audre Lorde dans son *Journal du cancer* : « En tant que femmes, nous ne pouvons pas nous permettre de détourner le regard, ou de traiter le cancer du sein comme un problème privé ou secret. » Plus loin, elle analyse les choix de « reconstruire » les seins ou de mettre des prothèses comme une envie pour les femmes de revenir à la « normale », à une image de soi précancer. Cette envie est encouragée par la société, qui traite le cancer du sein comme un problème « esthétique » et non de santé publique : « Après une mastectomie, beaucoup de femmes, y compris moi, ont éprouvé ou éprouvent comme un désir de revenir en arrière. [...] C'est précisément cette espèce de nostalgie qui sera massivement encouragée lors de l'accompagnement des femmes en postopératoire d'un cancer du sein. Le lien régressif au passé est renforcé par le fait qu'on définit le problème comme étant d'ordre esthétique, donc pouvant être résolu avec le faux-semblant d'une prothèse[47]. »

---

46. « Reconstruction mammaire après mastectomie : une enquête pour connaître les besoins des femmes », HAS, communiqué de presse du 10 décembre 2020.

47. *Op. cit.*, p. 71.

La troisième option, en plus de la reconstruction ou de rester en amazone (avec ou sans prothèse), est celle qu'évoquait Maëlle : se faire retirer l'autre sein (mastectomie controlatérale). Elle est en théorie ouverte à toutes les femmes, et pas uniquement celles qui ont des facteurs de risque génétique. Pourtant, ce choix peut être difficile à faire valoir auprès de la communauté médicale. C'est le cas qui a été présenté au Comité éthique et cancer en mars 2018 : « Mme L. a subi une mastectomie totale du sein gauche. Ayant choisi de ne pas faire de reconstruction mammaire, Mme L. préfère avoir une mastectomie totale du sein droit. Il en va pour elle de son bien-être psychologique considéré comme nécessaire à sa "guérison", et donc de sa santé. Or, Mme L. apprend que la seconde mastectomie ne sera pas prise en charge par la Sécurité sociale[48]. » Le compte rendu du Comité, disponible en ligne, rappelle que l'opération est prise en charge par la Sécurité sociale et qu'elle ne peut lui être refusée. Le Comité discute également de la question d'éthique médicale que soulève cette demande, à savoir : « Est-il acceptable pour un médecin de procéder à une seconde mastectomie, et donc à l'ablation d'un organe sain, pour des raisons de bien (mieux) être mental et physique d'une patiente, qui prend cette décision pour se prémunir d'une éventuelle récidive ? » La réponse est oui, puisque ne pas accepter la demande de Mme L. serait lui nuire psychologiquement, ce qui est en contradiction avec l'éthique du soin. Il est donc essentiel d'écouter chaque patiente et de respecter les décisions qu'elle prend quant à sa santé.

48. « Cancer du sein et double mastectomie », avis 34, 15 mars 2018, disponible sur www.ethique-cancer.fr.

Dans l'épisode 3 du podcast, Marie Lanta, chargée de mission et d'information à la Ligue contre le cancer, raconte les différentes interrogations soulevées par la demande de Mme L. Elle rappelle qu'une femme n'est pas un être indissociable de ses seins : « Je crois que là, tout est dit. La féminité, ce n'est pas forcément, uniquement, avoir des seins. Qu'on choisisse de se faire reconstruire, très bien. Qu'on choisisse de ne pas se faire reconstruire et de garder un sein, ou que comme cette dame on choisisse la symétrisation qui consiste à ne plus avoir de seins du tout, pourquoi pas. L'essentiel, c'est de se sentir bien dans son choix, et de faire le ménage dans sa tête, pour se sentir le mieux possible avec le choix qu'on fait et que ce choix soit autonome, libre, et sans pression de qui que ce soit. Ce doit être vraiment la personne qui est concernée qui fasse ce choix. »

Exister dans nos pluralités

Construire son espace de liberté

> « J'ai peur de ne plus être une femme, pas parce que je souhaite l'être, mais parce qu'inventer une place à soi me coupe le souffle. » (Avril 2019)

L'image de soi, la confiance en soi, sont mises à rude épreuve par le cancer et les bouleversements physiques et hormonaux des traitements. Et la manière que chacune a de regagner confiance en soi, de s'aimer, n'est pas standardisée. Pour certaines femmes, cela passe par continuer à se maquiller : « Ma féminité, c'était les ongles, le maquillage, mais je le faisais parce que j'avais envie et non parce qu'il fallait que je projette une image féminine de moi » se rappelle une ancienne patiente[49]. Lili Sohn a quant à elle déployé une collection de leggings plus fabuleux les uns que les autres pendant ses chimiothérapies, pour donner aux personnes qui la dévisageaient car elle était la plus jeune des patientes, une « bonne raison de la regarder[50] ». Maëlle a choisi, elle, de porter les turbans d'une créatrice indépendante à qui elle a écrit : « Tes turbans m'ont permis de me sentir de nouveau en cohérence avec mon image. Rien à voir avec le féminin, mais tout à voir avec l'identité. » Mais elle a aussi changé son rapport à certaines pratiques corporelles attendues des femmes, comme l'épilation.

> « Des mois plus tard, quand tout a repoussé, j'ai annoncé que j'arrêtais de m'épiler les aisselles. Pas les jambes, pour l'instant, le poids du jugement social est trop lourd pour moi. Mais les aisselles, je peux assumer. Les réactions ont été parfois vives. De l'incompréhension. Pourtant, je m'étais surprise, à l'arrêt de la chimio, à attendre avec impatience le retour de mes poils, à les regarder avec tendresse. À les aimer. À les trouver beaux, même. Normaux. Signe de bonne santé. À refuser aussi de m'imposer une pratique douloureuse et coûteuse, quand mon corps souffre déjà tellement au quotidien. » (Juin 2019)

---

49. Webradio « Ressources & Vous », émission du 11 juin 2020, *op. cit.*

50. « La Guerre des tétons », tome 2, *op. cit.*

En était-elle moins « femme » ? Comme l'a théorisé l'écrivaine Monique Wittig dans *La Pensée straight*[51] : « “Femme” n'a de sens que dans les systèmes de pensée et les systèmes économiques hétérosexuels. Les lesbiennes ne sont pas des femmes. [...] N'est pas davantage une femme d'ailleurs toute femme qui n'est pas dans la dépendance personnelle d'un homme ».

Une féminité à soi

En s'appuyant sur l'analyse de Monique Wittig, on pourrait dire que les femmes malades « ne sont pas des femmes » ou, en tout cas, menacent de ne plus l'être. Pour éviter que cela ne se produise, tout un arsenal cosmétique leur est proposé afin qu'elles le restent. Parce qu'en perdant les attributs de la féminité, les patientes deviennent invisibles. L'invisibilité est souvent une expérience d'oppression mais, dans le cas de Maëlle et peut-être d'autres patientes, elle a aussi permis un espace de liberté. Elle peut offrir un répit, une trêve de genre dans le harcèlement sexiste, dans la surveillance constante des faits et gestes. Car la fémininité présumée indispensable à la préservation de l'identité de la patiente est en fait une réponse à des pressions extérieures. Tout d'abord, celle de l'homme hétérosexuel, qui, pour exister dans sa construction sociale, a besoin de son pendant, la femme hétérosexuelle. La femme malade, détachée de ses attributs sexuels, et qui ferait ainsi l'expérience d'un autre rapport au monde, plus neutre, plus libre, d'une existence d'individu propre, est dangereuse. Ensuite, celle d'une société terrorisée par le cancer, qui enjoint

---

51. Monique Wittig, *La pensée straight*, Éditions Amsterdam, 2018, p. 53 (d'après une conférence donnée par M. Wittig en 1978).

aux patientes, par le biais de la féminité, de faire « comme si », de faire « comme avant », qui rend honteux les signes de la maladie et valorise les efforts cosmétiques. Le corps pathologique dérange et doit faire preuve de politesse en se cachant. Il doit être dissimulé, normalisé, standardisé. Or, comme le dit Maëlle dans l'épisode 3 du podcast, « quand nous plions nos corps malades à la norme, nous nous rendons ».

Ainsi que l'exprimait la psychologue Sylvaine Perragin dans l'épisode 3 du podcast, il est « extrêmement important que les femmes se réapproprient une notion de féminité qu'elles puissent vivre complètement. Et qu'elles construisent leur notion de féminité, bien sûr par rapport aux autres, car on ne vit pas sans les autres, mais quand même plus par rapport à elles. Là, même si c'est en train de changer, la femme s'est construite pour les hommes. Par exemple, des talons de dix centimètres : qui peut être bien avec ? Cela n'a aucun sens. C'est une construction car cela plaît aux hommes de voir de grandes jambes. On peut changer la construction de la féminité ; si on l'a faite comme ça, on peut la faire autrement. » Et ce changement, ce ne sont pas que les patientes qui en bénéficieraient mais toutes les femmes. Car prendre soin de soi est politique, « s'appliquer une politique de *self care*, c'est décider que personne au monde ne prendra mieux soin de nous que nous-mêmes », nous rappelle Lauren Bastide[52].

> « Dans les grands moments de crise, on perd quelque chose, mais on gagne aussi de l'espace pour d'autres choses. Dans mon cas, par exemple, le célibat (provoqué par la maladie) m'a permis d'aller au fond des choses

52. *Op. cit.*, p. 235.

sans l'appui de personne. Je n'avais plus personne derrière qui me planquer.
J'ai essayé le ukulélé, l'aquarelle, le vélo… Jusqu'à ce que la révélation du féminisme me permette de comprendre que je n'avais pas besoin du reste.
Je ne pense pas que la maladie vous change. Elle vous révèle si vous acceptez de sauter dans le vide. Je n'ai pas l'impression d'être différente, mais d'être complètement moi. Être malade est épuisant, mais être radicalement soi est reposant. Je m'en rends compte quand j'entends mes amis dire qu'ils manquent de temps. Il s'agit plutôt de fixer ses priorités, ce qui requiert une grande connaissance de soi. Se disperser est fatigant, j'en ai fait l'expérience. Une fois que l'on s'est débarrassé de ce qui n'est pas soi, la vie est plus simple[53]. »

Si la maladie et ses traitements épuisent, se conformer à une féminité idéale aussi. Être perçue comme femme, c'est s'exposer à être scrutée constamment, par le regard masculin et par le regard médical. Ce dernier se fait de plus en plus présent à des moments clés de la vie des femmes : à la puberté, pendant la grossesse et autour de la ménopause. Ce moment coïncide avec les invitations au dépistage du cancer du sein, à partir de 50 ans et tous les deux ans. Dès que les femmes pensent sortir de la surveillance, on les y ramène, comme nous l'explorerons dans le prochain chapitre.

53. « Cancer du sein : "Traite-t-on la maladie ou la féminité ?" », *L'Express*, *op. cit.*

4
DÉPISTAGE, HORMONOTHÉRAPIE : QUAND ÊTRE UNE FEMME DEVIENT UN FACTEUR DE RISQUE

Au début des années 1990, l'autrice féministe américaine Susan Faludi publie un essai intitulé *Backlash. La guerre froide contre les femmes*[1]. Elle y analyse le retour de bâton, notamment médiatique, suite aux avancées des droits des femmes acquis par les mouvements féministes de la deuxième vague. Ce terme a été largement diffusé dans les milieux féministes et au-delà. Maëlle et moi nous attendions à un *backlash* suite aux mouvements #MeToo et #Balancetonporc de 2017, où des

1. Susan Faludi, *Backlash. La guerre froide contre les femmes*, Des femmes poche, 1993.

milliers de femmes ont pris la parole sur les réseaux sociaux pour raconter les agressions dont elles avaient été victimes. Nous avions constaté un retour de bâton particulièrement fort dans le domaine de la santé.

> « En ce moment, je suis effarée de constater qu'une partie du *backlash* porte sur la possibilité pour les femmes de faire des choix relatifs à notre santé, à notre corps. Les femmes sont jugées en permanence. Nous avons le choix entre, d'un côté, être traitées d'imprudentes, inconséquentes, mal éduquées, voire obscurantistes, quand nous refusons ou simplement questionnons des pratiques prescrites ou pratiquées à grande échelle (pilule contraceptive, protections périodiques classiques, péridurale, dépistage du cancer du sein), et, de l'autre, d'idiotes, endoctrinées ou moutons sans capacité critique si nous suivons les recommandations officielles… Coupables, toujours coupables. » (Juillet 2019)

En octobre 2017, alors que je suis dans le métro, à Paris, le conducteur s'adresse aux passager·ère·s. Cela me fait toujours plaisir d'entendre la voix des conducteur·rice·s ; il a un ton enjoué, et nous propose une devinette : « Quelle est la couleur associée au mois d'octobre ? » Plusieurs personnes autour de moi disent « rouge ». La réponse court dans le wagon, il répond au micro : « Non, ce n'est pas le rouge. » Une femme à côté de moi dit : « C'est le rose, non ? » J'ai la même intuition : « Oui, je pense aussi. Rose ?! » Il ne nous entend pas et continue à poser sa question. Je descends à la station suivante, vais le voir en cabine, vite, pendant les courtes minutes à quai. « Nous sommes deux à avoir trouvé, c'est le rose non ? » Il confirme, me tend une petite enveloppe avec un ruban rose et deux Carambar. Je le remercie, je lui glisse en essayant de ne pas être maladroite : « Vous savez, le dépistage n'a pas que des avantages, cela peut aussi créer des surdiagnostics. »

À l'époque, Maëlle venait de me parler de son cancer et nous étions en pleine réflexion sur les suites à donner à notre collaboration. Je ne connaissais pas grand-chose de cette maladie : une sœur de ma grand-mère en était décédée quelques années plus tôt, ma mère se rendait depuis une dizaine d'années faire une mammographie quand le courrier d'invitation lui arrivait, en essayant de repousser de quelques mois à chaque fois cet examen désagréable. Et c'était à peu près tout. C'est en me renseignant pour notre projet avec Maëlle que j'ai pris connaissance des critiques adressées aux campagnes de dépistage systématique.

Si les femmes sont très sollicitées en amont, pendant les campagnes de dépistage, afin de détecter des tumeurs potentielles, le traitement d'hormonothérapie donné ensuite aux patientes, en fin de parcours, afin de minimiser les risques de récidive, correspond quant à lui à une période où les relations avec le monde médical sont plus espacées. Notre rôle n'est pas de donner un avis médical sur ces deux outils de lutte contre le cancer du sein, de dire ce qu'il faut faire ou pas, l'évaluation des bénéfices et risques du dépistage systématique est un débat qui anime la communauté scientifique et médicale depuis de nombreuses années. Et comme les informations ne sont pas toujours accessibles (publications scientifiques et souvent en anglais), il est difficile de se construire sa propre opinion. Par ailleurs, l'hormonothérapie et ses effets secondaires sont encore mal connus des patientes et encore moins bien de leur entourage. Nous souhaitons partager ici une analyse critique de ces deux moments dans le parcours du cancer du sein, afin que chacune puisse faire le choix qui lui semble le plus adéquat et lui permette d'entretenir sa santé au mieux.

Les campagnes de dépistage

Depuis 2004, en France, le programme de dépistage du cancer du sein est organisé en fonction de l'âge et des facteurs de risque. Pour les femmes qui ont des prédispositions génétiques (gènes BRCA1 et BRCA2, *Breast Cancer Gene*) renforçant le risque d'avoir un cancer du sein (environ 5 à 10 % des cancers du sein), le suivi personnalisé commence très tôt. Avant 30 ans, l'INCa recommande un examen clinique mammaire annuel, puis chaque année une IRM mammaire, une mammographie et deux examens cliniques[2]. Une mastectomie bilatérale dite de « réduction des risques » peut également être envisagée. Cela a été le cas de l'actrice et metteuse en scène états-unienne Angelina Jolie en 2013, porteuse du gène BRCA1, qui a relaté son parcours dans le *New York Times* : « Je ne me sens pas moins femme. Je me sens courageuse d'avoir fait un choix puissant qui ne diminue en aucun cas ma féminité[3] ». En revendiquant son choix, la star internationale a contribué à briser le tabou du cancer du sein et de ce type de chirurgie préventive.

Pour les femmes qui n'ont pas de facteurs de risque et en l'absence de symptômes (rougeur, boule ou démangeaison,

2. « Femmes porteuses d'une mutation de BRCA1 ou BRCA2. Détection précoce du cancer du sein et des annexes et stratégies de réduction du risque », collection « Recommandations et référentiels », INCa, avril 2017.

3. Angelina Jolie, « My Medical Choice », www.nytimes.com, 14 mai 2013.

par exemple), les autorités de santé recommandent un examen clinique tous les ans à partir de 25 ans, qui se fait en général chez la ou le médecin généraliste, gynécologue ou sage-femme. À partir de 50 ans, et tous les deux ans jusqu'à 74 ans, les femmes reçoivent un courrier les invitant à réaliser une mammographie, prise en charge par la Sécurité sociale. L'objectif est de détecter, chez des personnes ne présentant par ailleurs aucun symptôme, des tumeurs précoces. Celles-ci sont moins agressives, plus petites et donc plus faciles à soigner. L'intervalle de deux ans entre chaque mammographie serait celui qui permettrait de détecter précocement les lésions cancéreuses qui apparaîtraient entre deux mammographies, tout en limitant l'exposition aux rayons X[4]. En 2021, le courrier reçu par ma mère ressemblait à ceci : adressé par l'INCa, il porte les logos du ministère des Solidarités et de la Santé, de l'Assurance maladie, de l'ARS, de la MSA et pour les personnes vivant à Paris, de la Ville de Paris. Il avait à la fois le ton impersonnel des courriers publicitaires et le sérieux de la communication gouvernementale.

« Madame,

Vous êtes invitée tous les deux ans à effectuer des examens de dépistage du cancer du sein, notamment une mammographie. Le dépistage permet de détecter d'éventuelles lésions avant même l'apparition des symptômes. Plus un

4. La radiothérapie peut provoquer sur le long terme un cancer induit par les rayons. Sur son site internet, l'INCa parle de risque « exceptionnel », en particulier « chez les femmes ayant été traitées pour un cancer du sein avant 40 ans ». La page dédiée aux avantages et inconvénients du dépistage précise que « le risque de décès par cancer radio-induit est de l'ordre de 1 à 10 pour 100 000 femmes ayant réalisé une mammographie tous les deux ans pendant dix ans. »

cancer du sein est détecté tôt et plus les chances de guérison sont importantes. »

S'ensuivent la date de la dernière mammographie et l'invitation à en réaliser une, avec précision de sa prise en charge à 100 % sans avance de frais.

« Comme tout acte médical, le dépistage a des bénéfices et des limites. Nous vous invitons donc à lire attentivement le dépliant joint. Vous y trouverez les informations utiles pour prendre votre décision. Si vous avez besoin d'autres informations, vous pouvez en discuter avec votre médecin traitant ou votre gynécologue, et en profiter pour aborder les autres examens et mesures préventives recommandées à cette période de la vie. »

Le document joint, intitulé « Dépistage des cancers du sein. S'informer et décider » et que l'on retrouve également sur le site de l'INCa, contient des informations sur le cancer du sein et ses symptômes, ainsi que sur le dépistage. Un seul paragraphe intitulé « à savoir » évoque les limites du dépistage. Comme l'indique l'association Cancer Rose sur son site internet, les informations données ne sont pas exhaustives et plusieurs inconvénients du dépistage ne sont pas listés[5].

5. Comme l'analysait déjà en 2017 l'association Cancer Rose, plusieurs informations manquent à ce livret, dont le nombre nécessaire de personnes à dépister pour éviter statistiquement un décès par cancer du sein ou la proportion de cancers du sein dépistés. Voir l'article « Analyse critique du nouveau livret d'information de l'INCa », 17 septembre 2017, sur www.cancer-rose.fr.

Qu'est-ce qu'une mammographie ?

Pratiquée par un·e radiologue, la mammographie est un examen qui consiste à radiographier les seins en les positionnant entre deux plaques pour une durée d'une minute environ à chaque fois. Pendant ce laps de temps, il ne faut pas bouger ni respirer. C'est ce que décrit Klara dans l'épisode 4 du podcast : « On nous donne vraiment des indications manuelles du type "il faut se placer comme ci ou comme ça", on nous touche. C'est assez surprenant. Quelqu'un prend notre sein et le met dans une machine. Puis ça presse et il y a tout un rituel de respiration à retenir et à relâcher. Retenez, soufflez, etc. Ne pas respirer, relâcher. C'est assez déconcertant comme examen. Les premières fois, j'ai détesté. Et je n'apprécie toujours pas d'en faire, aujourd'hui. Déjà, parce que ça fait mal, et que je ne savais pas si j'avais quelque chose, ou pas, et je me disais : « Ça écrase quelque chose ». Et puis, il faut arrêter de respirer. Il y a un bip de machine qui commence à travailler et on arrête de respirer un peu. On a un bras levé. C'est une position particulièrement inconfortable et pas du tout naturelle parce qu'on ne se voit pas faire. On ne sait pas si on fait les choses bien. On est en apnée dans la douleur, en attendant, et à moitié nue. Il faut dire que le pressage de sein, c'est quand même insolite. »

Le courrier d'information, lui, renvoie vers les professionnel·le·s de santé pour toute question. Pourtant, il est probable que de nombreuses femmes ne sachent absolument pas à quoi va ressembler l'examen. Je renvoie ici au site www.ameli.fr qui détaille toutes les étapes de la mammographie, et précise même : « Si vous n'êtes pas ménopausée, prévoyez de passer l'examen dans les quinze jours suivant le début de vos règles. En effet, durant cette période, les seins sont moins sensibles. »

Comme pour d'autres instruments utilisés sur les corps des femmes[6], la mammographie a été mise au point par des personnes qui n'étaient pas concernées par son utilisation. C'est le cas de Raul Leborgne qui adapta, au début des années 1950, l'appareil à rayons X permettant la réalisation de mammographies. Si les patientes avaient été mises au centre des soins, il est probable que la machine ait été très différente. Une étude récente menée par des chercheur·se·s de l'institut Gustave-Roussy[7] analyse une solution de remplacement à la mammographie telle qu'elle est réalisée actuellement : les patientes se sont vu confier une télécommande afin de gérer elles-mêmes la compression de la machine. Il s'est avéré que les femmes supportaient alors une plus grande pression que lorsque cette même pression leur était imposée par autrui, et déclaraient que l'examen leur avait semblé moins douloureux.

Les limites du dépistage systématique

En 2018-2019, à peine la moitié des femmes invitées par courrier dans le cadre de la campagne nationale de dépistage ont passé une mammographie (49,3 %)[8]. Parce que le résultat de la lecture des clichés radiologiques peut varier

6. Je pense ici au spéculum, inventé aux États-Unis par James Marion Sims dans les années 1840, testé sans leur consentement et sans anesthésie sur des femmes noires maintenues en esclavage au XXe siècle.

7. C. Balleyguier, M. Cousin, A. Dunant, M. Attard, S. Delaloge, J. Arfi-Rouche, « Patient-assisted compression helps for image quality reduction dose and improves patient experience in mammography », *European Journal of Cancer*, 103 : 137-142.

8. Source www.santepubliquefrance.fr.

selon la technique de mammographie (numérique ou analogique) et la personne qui effectue la lecture, la procédure de détection d'un cancer se fait en trois étapes. D'abord, une première lecture du cliché par un·e radiologue, puis une deuxième lecture par un·e autre radiologue, et enfin un bilan (avec éventuellement des examens complémentaires : échographie, IRM, biopsie) qui confirmera ou infirmera le diagnostic. Les données les plus récentes montrent que suite à ce bilan, 20,8 ‰ des femmes qui effectuaient un « vrai » premier dépistage étaient diagnostiquées d'un cancer du sein ; pour les femmes effectuant un dépistage subséquent, ce taux était de 6,9 ‰[9].

Ces chiffres sont une moyenne nationale : les taux de participation au dépistage et d'incidence de cancer du sein varient selon les lieux. Par exemple, en Guadeloupe, l'âge moyen de diagnostic du cancer du sein est plus bas que la moyenne nationale (56 ans contre 61 ans), avec plus d'un tiers des cas survenant chez des femmes de moins de 50 ans. De façon générale, les départements ultramarins (Guadeloupe, Guyane, Martinique) présentent une incidence moindre de cancers du sein par rapport à la France continentale, pourtant cette maladie est la première cause de décès chez les femmes (alors qu'au niveau national, c'est la deuxième après les maladies cardio-vasculaires). Les raisons de ces variations font l'objet de recherches en cours sur la santé environnementale[10].

---

9. « Indicateurs nationaux de performance du programme de dépistage du cancer du sein sur la période 2017-2018 », mise à jour le 12 juillet 2021, www.santepubliquefrance.fr.

10. Notamment sur le glyphosate : je recommande ici la bande dessinée de Jessica Oublié, Nicola Gobbi et Vinciane Lebrun, *Tropiques toxiques, le scandale du chlordécone*, Les Escales, 2020. Voir aussi le chapitre 7 de cet ouvrage.

Toujours dans le livret accompagnant la lettre d'invitation à réaliser une mammographie, on peut lire : « Au vu de l'analyse des avantages et des limites, le dépistage du cancer du sein est recommandé aux femmes, à partir de 50 ans, tous les deux ans. » Dans ce contexte, refuser de se faire dépister revient à s'opposer aux recommandations d'une autorité publique et, semble-t-il, des avis scientifiques. Pourtant, les études qui se sont penchées sur l'efficacité et les conséquences du dépistage systématique ne sont ni récentes ni rares.

J'ai trouvé de nombreuses études en faveur du dépistage et tout autant de recherches à son encontre. Un point sur lequel elles s'accordent généralement, c'est qu'en dessous de 50 ans, le dépistage n'est pas bénéfique : les radiologues ont des difficultés à lire les clichés en raison de la densité des seins. Pour le reste, elles divergent largement sur les bénéfices du dépistage. Ainsi, une recherche parue dans la revue *Cochrane* prenant en compte les données de huit essais cliniques[11] (conduits en majorité dans les années 1980 et portant sur un total de 600 000 femmes entre 39 et 74 ans) a mis en avant que le dépistage n'entraînait pas forcément une réduction de la mortalité par cancer du sein au bout de dix ans[12]. Les auteurs concluent ainsi : « Pour 2 000 femmes invitées à participer à un dépistage

11. Peter C. Gøtzsche et Karsten Jul Jørgensen, « Screening for breast cancer with mammography », Cochrane Database of Systematic Reviews, 4 juin, 2013.

12. Une des critiques de l'étude Cochrane estime que la mortalité doit être étudiée à plus de 10 ans afin de prendre en compte les bénéfices du dépistage. Celui-ci serait de 21 % *vs* 10 % de surdiagnostics, ce qui entraîne les auteurs à plaider en faveur du dépistage. « The benefits and harms of breast cancer screening », *The Lancet*, 2013, 381(9869):800-801 (une traduction française est disponible sur le site de Santé publique France).

au cours d'une période de dix ans, un décès par cancer du sein sera évité et dix femmes en bonne santé qui n'auraient pas été diagnostiquées si elles n'avaient pas participé au dépistage seront traitées inutilement[13]. En outre, plus de 200 femmes se trouveront dans une situation de détresse psychologique, d'anxiété et d'incertitude importantes pendant des années en raison de résultats faussement positifs. » Selon les auteur·e·s, la diminution de la mortalité serait due à l'amélioration des traitements plutôt qu'au dépistage, dont les bénéfices seraient « exagérés ». Ils ajoutent que depuis leurs études, les campagnes de sensibilisation sur le cancer du sein, qui insistent sur la connaissance des signes cliniques (rougeurs, grosseurs, etc.) permettant de se faire diagnostiquer hors dépistage organisé, sont une bonne option au regard du dépistage systématique qui, de leur point de vue, augmente les surdiagnostics.

En France, le collectif Cancer Rose[14] milite depuis 2015 pour une information « loyale, neutre et indépendante » des femmes sur les bénéfices et les coûts du dépistage massif. Pour l'épisode 4 du podcast, nous avions rencontré sa fondatrice, la radiologue Cécile Bour. Elle nous expliquait que la radiographie, contrairement à d'autres formes de dépistage (comme la recherche de sang dans les selles ou le test Hemoccult, pour le cancer du côlon), n'offre pas de résultat binaire. La double lecture des clichés de mammographie peut entraîner plus de

---

13. Une autre étude parue dans *Breast Cancer Research* en 2015, et qui s'intéresse à la tranche d'âge concernée par les campagnes de dépistage, évoque pour sa part un chiffre de 15 femmes surdiagnostiquées pour 1 000 femmes invitées à faire une mammographie tous les deux ans pendant vingt ans à partir de l'âge de 50 ans : Magnus Løberg, Mette Lise Lousdal, Michael Bretthauer, Mette Kalager, « Benefits and harms of mammography screening », *Breast Cancer Research*, 2015, 17(1): 63.

14. www.cancer-rose.fr.

faux positifs : d'après le site internet de l'association, environ 90 % des mammographies positives seraient infirmées par une biopsie. Cela explique la différence entre le taux de *mammographies positives* (15,5 ‰ femmes effectuant un premier dépistage, 7,2 ‰ pour les dépistages subséquents) et les taux de *dépistages positifs*, beaucoup plus faibles (respectivement 8,7 ‰ et 3,0 ‰)[15]. Entre les deux, des femmes qui ont eu un premier diagnostic de suspicion de cancer et subi des examens invasifs pour infirmer ce premier diagnostic. Des femmes soulagées, certes, mais après une période de stress intense et de médicalisation accrue[16].

À l'inverse, une mammographie négative l'est vraiment dans 90 % des cas. Seule une IRM permettra de lever le doute en cas d'antécédent familial, par exemple, mais cela coûterait trop cher de la proposer systématiquement. Il existe donc un calcul coût/bénéfices pour l'État dans la mise en place du dépistage par mammographie.

Concernant les « vrais positifs », l'association Cancer Rose dénonce une augmentation artificielle du taux d'incidence (proportions de cancers dépistés) avec le dépistage, ce qui est logique : plus les femmes sont nombreuses à passer des mammographies, plus le nombre de cancers détectés augmente… Pourtant, si l'on regarde les taux de mortalité du cancer du sein, ceux-ci restent stables. L'association rejoint ainsi les conclusions des études citées précédemment, qui indiquent que la diminution de la mortalité par

15. Santé publique France, 2021, *op. cit.*

16. Une liste plus complète des questions que se posent les femmes concernant la mammographie ainsi que des réponses détaillées sont disponibles dans l'ouvrage de Cécile Bour, *Mammo ou pas mammo ?*, Thierry Souccar Éditions, 2021.

cancer du sein peut aussi être attribuée à d'autres facteurs comme l'amélioration des traitements ou les campagnes de sensibilisation autour des symptômes visibles du cancer du sein.

Sur le site de l'INCa, la rubrique « Surdiagnostic, surtraitement : qu'est-ce que c'est ? » indique que le dépistage généralisé entraînerait chaque année 10 à 20 % de surdiagnostics, c'est-à-dire la détection de lésions cancéreuses qui n'auraient pas (ou très lentement) évolué en cancer. Une fois détectées, comme il n'est pas possible de prédire leur évolution, ces lésions sont invariablement traitées comme un cancer. Avec le dépistage systématique, quantité de femmes traverseront des traitements lourds, douloureux, parfois l'ablation d'un sein, pour une toute petite tumeur avec laquelle elles auraient peut-être pu vivre toute leur vie.

Ce constat pousse à se questionner : à qui bénéficie ce dépistage systématique ? Pour Martin Winckler, « ces politiques ne sont pas pensées pour les femmes mais pour les gens qui fabriquent des tests de dépistage, des machines à faire des mammographies, du matériel chirurgical et des médicaments de chimiothérapie. Les politiques ne sont pas pensées pour la population. La médecine est un marché, les personnes qui incitent les politiques à prendre des décisions sont celles qui ont des choses à vendre. C'est aussi rude que ça, c'est la même chose pour tout. Dès qu'il y a un lobbying un peu efficace de la part d'un fabricant de matériel un peu puissant qui a beaucoup d'employé·e·s disant "on a un nouvel appareil à mammographie à commercialiser…", ce n'est plus du tout l'intérêt des individus mais celui du fabricant de matériel. »

Éducation et santé : Octobre (pas toujours) rose

La sociologue Marie Ménoret, qui a travaillé sur le dépistage du cancer du sein, décrit les campagnes de dépistage en ces termes : « Elles élèvent finalement le fait d'être une femme au rang de facteur de risque : toutes les femmes deviennent des sujets permanents de l'appareil de surveillance et de détection du cancer du sein et participent de manière plus ou moins active à ce mouvement global[17] ». Les discours de santé publique envoient le message aux femmes qu'elles sont à risque de développer un cancer du sein parce qu'elles sont des femmes, tout simplement. Et comptent sur leur soumission aux normes pour qu'elles suivent les consignes et aillent se faire dépister.

À l'échelle individuelle, le fait que le dépistage prolonge ou sauve des vies est précieux. Mais, en prenant du recul, nous sommes en droit de nous demander si tel qu'il est pensé actuellement, il améliore la santé de toutes les femmes, en faisant passer le message qu'elles sont toutes potentiellement des patientes en devenir, sans pour autant donner des outils pour s'informer et agir. D'autant plus que, face au système médical, toutes les femmes ne sont pas égales ; leur capacité à se faire entendre est liée à des facteurs sociaux, dans le cancer du sein comme dans d'autres domaines.

17. Marie Ménoret, « Prévention du cancer du sein : cachez ce politique que je ne saurais voir », *Nouvelles Questions féministes*, 2006, 25(2) : 32-47.

Les inégalités se creusent dans le domaine de la santé

Les possibilités de comprendre le jargon médical et de s'imposer face à des praticien·ne·s qui n'ont pas toujours le temps d'écouter les femmes dépendent de nombreux facteurs. La lettre d'invitation à la mammographie de dépistage est nominative et contient de nombreux logos institutionnels. Aller contre l'institution n'est pas évident : il existe une certaine pression à se conformer aux recommandations, et les femmes peuvent se sentir coupables si elles ne s'y plient pas. C'est encore plus vrai en ce qui concerne les femmes pauvres ou racisées, davantage scrutées par les personnels de santé[18]. D'un autre côté, informer les personnes sur leurs choix et les pour et contre de traitements médicaux fait peser sur leurs épaules toute la décision, ce qui peut être lourd à porter. Certaines personnes préfèrent être guidées, ou qu'on leur soumette une marche à suivre, plutôt que de se voir laisser une liberté qui peut être déroutante ou créer un sentiment d'abandon de la part de l'État. Une étude réalisée à Boston, aux États-Unis, a proposé une aide à la décision aux femmes de plus de 75 ans sur le fait de continuer ou non à participer au dépistage organisé. Les informations fournies concernaient notamment les traitements et leurs effets ainsi que l'espérance de vie supplémentaire. Les résultats de cette étude à petite échelle montrent que les femmes de la cohorte dont l'espérance de vie était de neuf ans ou moins ont participé en

18. Comme l'ont analysé les travaux des anthropologues de la santé Priscille Sauvegrain (*op.cit.)* ou encore Dorothée Prud'homme (*op. cit.*).

moins grand nombre au dépistage que celles qui n'avaient pas bénéficié d'aide à la décision[19].

Au final, la participation ou non au dépistage pose la question de ce qui est acceptable pour chacune, et les débats entre les risques de surdiagnostic et les vies prolongées résonnent différemment à l'échelle individuelle. Cette responsabilité face à un choix ne peut être acceptable que si ce choix est réellement informé, et cette information, c'est aux médecins de nous la présenter de la manière la plus neutre et accessible possible, car nous ne sommes pas toutes égales face à la compréhension de ces enjeux. Une étude en cours de la docteure Charlotte Ngo, chirurgienne-gynécologue spécialisée dans les cancers féminins, porte d'ailleurs précisément sur le sujet de la littératie[20] en cancer. Comme elle l'explique au micro du podcast Médecine, Science et recherche clinique : « Si les personnes ne comprennent pas l'intérêt d'un dépistage, elles ne vont pas le faire[21]. » De même, en fonction de notre capacité à naviguer au sein du système de santé, nous ne sommes pas soignées de la même manière. Son étude a ainsi pour objectif d'explorer les différentes dimensions de la littératie en santé, à savoir : est-ce que les patient·e·s sont capables de comprendre une ordonnance, donc de suivre les prescriptions ? En oncologie, les termes spécifiques sont-ils

19. M.A. Schonberg, M.B. Hamel, R.B. Davis *et al.*, « Development and Evaluation of a Decision Aid on Mammography Screening for Women 75 Years and Older », *JAMA Internal Medecine*, 2014;174(3):417-424.

20. On entend par ce terme la motivation et les compétences des individus à accéder, comprendre, évaluer et utiliser l'information en vue de prendre des décisions concernant leur santé.

21. « On est traité différemment en fonction de notre niveau de littératie en santé », *Médecine, science et recherche clinique*, Ramsay Santé Saison 1, épisode 5, 8 décembre 2020.

compréhensibles ? Tous ces facteurs vont influencer l'interaction avec les médecins, donc le parcours de soins.

Une autre recherche en cours, pilotée pour la France par la docteure Suzette Delaloge, est une étude internationale visant à proposer une autre approche du dépistage organisé « My Personnal Breast Screening[22] » (MyPeBS). Cette étude randomisée[23] a pour but de comparer une stratégie de dépistage personnalisée en fonction du risque (basée sur le risque individuel de chaque femme de développer un cancer du sein dans les années à venir) au dépistage standard en vigueur chez 85 000 femmes volontaires âgées de 40 à 70 ans et recrutées dans six pays : Belgique, Espagne, France, Israël, Italie et Royaume-Uni. Elle vise à améliorer le dépistage en se demandant si un dépistage individuel serait équivalent ou plus bénéfique pour les femmes. Les facteurs pris en compte pour proposer un dépistage « personnalisé » sont les suivants : le risque individuel (génétique, antécédents familiaux et personnels, densité du tissu mammaire), une analyse ADN et un questionnaire sur les antécédents médicaux et le style de vie. En fonction de ces facteurs, les femmes sont classées dans quatre groupes, avec chacun un calendrier de dépistage adapté. Celles qui ont un « risque faible » se voient proposer une mammographie au bout de quatre ans ; celles qui ont un risque « modéré », une mammographie tous les deux ans, avec échographie si la densité des seins est importante ; celles du groupe à risque « élevé » ont, quant à elles, une mammographie chaque année avec échographie si la densité des seins

22. « Mon dépistage personnalisé du cancer du sein » sur www.mypebs.eu/fr.

23. Une partie des participantes suivra le parcours classique (dépistage actuel) et une autre le protocole de l'étude. La répartition dans chacun des groupes est aléatoire.

est importante ; enfin, les femmes au risque considéré comme « très élevé » se voient proposer une IRM et une mammographie annuelles jusqu'à l'âge de 60 ans.

Si cette étude permet de réduire l'exposition aux examens de dépistage de femmes à faible risque, elle pose en revanche plusieurs questions, soulevées par l'association Cancer Rose sur son site internet. Premièrement, l'objectif n'est pas de mettre fin au dépistage, mais bien d'améliorer le dépistage déjà existant. Pour cela, MyPeBS doit être plus efficace de 25 % que le dépistage actuel, c'est-à-dire permettre de détecter 25 % de cancers (de stade 2 ou plus) en plus[24]. Ce seuil est élevé et, par exemple, si MyPeBS ne permettait de détecter « que » 10, 15 ou 24 % de cancers en plus, il serait tout de même recommandé de maintenir le dépistage organisé dans sa forme actuelle. De même, parce que son objet est d'améliorer le dépistage et que la durée de l'étude est relativement courte (quatre ans), il n'existe pas de groupe de femmes sans aucun dépistage (le groupe à risque faible se voit tout de même proposer une mammographie dans quatre ans). Enfin, l'étude inclut les femmes dès 40 ans, alors que, comme je l'ai mentionné précédemment, de nombreuses études mettent en cause l'efficacité des mammographies avant 50 ans. Des femmes jeunes sont ainsi exposées aux rayons de la mammographie, tandis que les femmes du groupe à risque « très élevé » sont exposées à de nombreux rayons (IRM et mammographie, chaque année), posant là aussi la question du bénéfice/risque.

---

24. On remarquera que l'évaluation mesure l'efficacité en se basant sur la détection des cancers (taux d'incidence) et non sur une diminution de la mortalité par cancer du sein, par exemple.

Octobre rose et la pression du dépistage

Avant de m'intéresser à ce sujet grâce à Maëlle, jamais je n'avais imaginé toutes ces nuances dans les avantages et les inconvénients du dépistage. Le message a l'air si limpide – un peu trop ? –, et il nous est martelé à grand renfort de campagnes publicitaires chaque année en octobre, mois dédié à la sensibilisation au dépistage du cancer du sein. Les affiches prolifèrent, les vidéos sur l'autopalpation aussi, et presque toutes les marques du quotidien se parent de rose en promettant de reverser à « la recherche » une partie de leurs recettes sur tel thé ou tel robot mixeur. Des bénéfices difficilement traçables, comme nous l'aborderons dans le chapitre suivant.

Il me semble indispensable de souligner ici comment la campagne de prévention de santé Octobre rose, qui a lieu en France depuis 1994, à l'initiative du groupe Estée Lauder[25], s'est transformée en une gigantesque opération marketing. Les profits de cette opération sont en effet distribués aux associations et à la recherche, mais les entreprises ne semblent pas avoir de contraintes pour l'utilisation de cet argument de vente. Dans *Fuck my cancer*, Manuela Wyler décrit cette campagne de communication comme « la foire annuelle du dépistage organisé, maquillée en opération de lutte contre le cancer du sein[26] ». Et elle est loin d'être la seule à en être mécontente. La symbolique forte que véhicule le cancer du sein favorise ce battage médiatique (je me demande si le conducteur de métro s'implique autant pour le cancer de la prostate). La médecine serait donc un marché comme un autre, et la culpabilisation

25. www.cancerdusein.org.

26. *Op. cit.*, p. 130.

des femmes qui ne souhaitent pas se faire dépister un argument marketing.

> « Ce qui me gêne le plus avec Octobre rose, c'est que c'est bien sûr devenu un nouveau marché, donc c'est absolument catastrophique, mais qu'Octobre rose représente ce qui fait qu'on n'avance pas dans la lutte contre l'épidémie. C'est-à-dire qu'on n'est pas du tout sur de l'action citoyenne, on n'est pas du tout sur du militantisme, on n'est pas du tout sur un front uni entre patient·e·s, médecins et citoyen·ne·s en règle générale face aux labos et au gouvernement. On est main dans la main avec les labos en train de se faire des petites actions commerciales. On soutient les petit·e·s entrepreneur·se·s qui font leur petite marque de crèmes. C'est une sorte de grand salon du cancer, quoi… Et ça me rend malade. Pareil que ces p*** de marathons, ces courses de merde où on récolte de l'argent qu'on va généreusement donner à des laboratoires qui feront bien ce qu'ils veulent avec… Même les médecins n'ont pas la main dessus, même les gens qui les dirigent n'ont pas la main dessus.
>
> L'hôpital se décore de rose pendant un mois, toutes les gentilles mamies tricotent leurs petits carrés roses, et on fait un joli ruban autour de l'hôpital, bon, d'accord. Certes. Mais pendant Octobre rose, de quoi on parle ? On raconte toujours les mêmes histoires. On parle de ces *warriors* qui ont monté leur entreprise alors qu'elles étaient en chimio et qui ont fait trois enfants après leur opération. C'est toujours la même histoire. Est-ce qu'on a déjà entendu parler de femmes qui ont un cancer métastatique pendant Octobre rose ? Je ne crois pas. Parce

> que ce n'est pas joli, ce n'est pas glamour, on n'en parle pas. Ça, c'est inadmissible[27]. » (Juin 2018)

Cette image uniforme du cancer du sein, où les patientes ont les ongles manucurés[28] (même si elles commencent – enfin – à avoir des couleurs de peau diverses) sert-elle vraiment les femmes ? Contrairement à ce que l'on pourrait penser, il n'existe pas de campagne nationale d'information sur le dépistage. Ce sont plutôt des comités régionaux qui créent chacun leur propre campagne de communication. Celles-ci sont plus ou moins bien informées, plus ou moins sexistes. Comme celle de 2017 dans les Bouches-du-Rhône, dont Maëlle m'avait rappelé l'existence.

> « C'est le dessin d'une femme perchée sur des tours, comme ça, en minijupe, et qui a le bras comme ça, elle est de profil avec son soutien-gorge rose en dentelle qui pend, dans l'appareil de mammographie, avec le sein pressé, et elle dit : "C'est déjà fini, docteur ?" »

Cette affiche, qui sexualise un acte médical, utilise les mêmes mécanismes sexistes que ceux de la publicité, dénoncés par les militantes féministes depuis de nombreuses années[29] : une femme est nue pour « vendre » un produit, ici un examen médical. Cette femme jeune, mince et blanche, est loin

27. C'est à partir de ce même constat que s'est formé le collectif 1310, notamment financé par Pfizer, dont il est question dans le chapitre 7.

28. Comme dans cette série de vidéos d'information sur www.e-cancer.fr : « Dépistage du cancer du sein : partagez l'information avec celles que vous aimez ».

29. Voir le récent rapport « Le sexisme dans la publicité française » de l'association Résistance à l'agression publicitaire sur www.antipub.org. Je pense aussi à la Brigade antisexiste qui colle des stickers « Sexiste » sur les affiches publicitaires sexistes (partout en France) : commandez-en sur le compte Facebook de l'association !

de la cible des campagnes de dépistage – des femmes entre 50 et 74 ans. De plus, la phrase « C'est déjà fini, docteur ? » banalise le pouvoir des médecins sur leurs patientes. La nudité de la femme et la connotation sexuelle de la remarque sont également malvenues. L'affiche a finalement été retirée suite au tollé qu'elle a suscité, notamment sur les réseaux sociaux.

Si le dépistage focalise toute l'attention des entreprises et des institutions, un autre traitement, qui permet, lui, d'éviter la récidive d'un cancer traité ou la prolifération d'un cancer métastatique, est moins connu du grand public. Il s'agit de l'hormonothérapie, qui se prend sur plusieurs années. Là aussi, les enjeux de connaissances des bénéfices et des coûts (ici en termes d'effets secondaires) ne sont pas toujours évidents à saisir pour les patientes.

Entre le médical et l'intime : les effets de l'hormonothérapie

> « La question de l'hormonothérapie, de la ménopause dans le cancer du sein, est centrale par rapport aux injonctions à la féminité. Parce que, d'un côté, on te dit "maquille-toi, fais plaisir à la société" et, de l'autre, on te soumet à cette forme de thérapie, sans qu'il y ait vraiment de discussion ou de suivi par rapport à ça. [Être ménopausée], moi, je ne l'ai pas si mal vécu. Enfin, aujourd'hui, c'est un non-sujet, mais le premier mois, c'est assez troublant, quand même. Et autant la chimiothérapie, la radiothérapie et la chirurgie sont considérées, au sein même de l'hôpital, comme de vrais traitements, autant l'hormonothérapie a une place très particulière.

Ses effets secondaires ? Eh ben, en gros "par rapport à une rechute, c'est pas grand-chose, ma bonne dame". Ça fait quand même prendre beaucoup de poids… En moyenne, une femme qui a un cancer du sein prend 10 kilos, je crois[30]. Et c'est pas rien par rapport à l'image que t'as de ton corps. Les insomnies, les bouffées de chaleur, ça peut être super handicapant, socialement, super fatiguant. Et puis surtout, ce que ça représente par rapport à ce que c'est que d'être une femme… J'ai des hypothèses sur la façon de présenter ce traitement, son rapport avec l'idée de la féminité, etc. Sur le fait de ne pas écouter les femmes quand elles parlent de leurs effets secondaires, parce que les effets secondaires de la chimiothérapie sont respectés, parce que tu es une sainte, tu vois, quand tu passes par la chimio. Par contre, l'hormonothérapie et ta ménopause, on s'en tape ! Mais en fait, c'est le même problème que pour la ménopause classique dont personne ne se préoccupe. Ma mère dort très mal depuis dix ans : ce n'est pas normal de laisser les gens souffrir comme ça. C'est inadmissible. Moi, ça me fout en colère. » (Juin 2018)

Un traitement pour éviter la récidive

L'hormonothérapie est un traitement ciblant les cancers dits « hormonodépendants ». Il vise à bloquer la production d'hormones (notamment les œstrogènes) connues pour favoriser la

30. Après vérification, il semblerait qu'il s'agisse de 3 à 5 kilos en moyenne, voir : « Prise de poids et cancer : stop aux idées reçues ! », www.rose-up.fr, 17 mai 2012.

multiplication des cellules cancéreuses. Mais ces hormones sont aussi liées au cycle menstruel.

> « Ça veut dire que tes cellules tumorales, qui sont cancéreuses, ont des récepteurs à œstrogènes. Et que tes œstrogènes viennent les nourrir, en fait. Comme Pac-Man, quoi. Et c'est pour ça qu'une partie des traitements contre les cancers du sein sont basés sur ce qu'on appelle l'"hormonothérapie" : ils vont jouer sur tes hormones. Et ce que ça veut dire, très clairement, c'est qu'on te ménopause. » (Juin 2018)

Concrètement, les patientes sont mises sous ménopause artificielle, ce qui signifie qu'elles peuvent en endurer les symptômes : arrêt des menstruations, modification de la libido, sécheresse vaginale, bouffées de chaleur, insomnies, prises de poids… Et de ces symptômes, elles n'ont personne à qui parler, puisque le traitement se prend à domicile et que le suivi médical est plus espacé.

Étant donné que plus de deux cancers du sein sur trois (70 %) sont hormonodépendants[31], ce traitement est très souvent prescrit, comme l'explique la docteure Suzette Delaloge, cheffe du service de pathologie mammaire à l'institut Gustave-Roussy, dans le Val-de-Marne : « C'est un traitement très important pour les cancers du sein infiltrant lorsque le cancer exprime des récepteurs aux hormones (c'est-à-dire lorsque cette caractéristique des cellules du sein normal, qui est d'être sensible aux hormones a été conservée dans le cancer). C'est le cas pour environ 70 % des cancers du sein.

31. Source : www.fondation-arc.org.

L'hormonothérapie diminue les rechutes dans le sein, diminue le risque de survenue d'un autre cancer du sein, mais, surtout et avant tout, diminue la survenue de rechute sous forme de métastases qui sont les rechutes graves, et potentiellement mortelles. Ce traitement antihormonal va soit empêcher le fonctionnement des hormones, soit empêcher leur fabrication même afin d'asphyxier la cellule cancéreuse. Les hormonothérapies sont des traitements très efficaces, qui diminuent de 60 % en moyenne le risque de rechute. »

Pourtant, lorsque Maëlle m'a parlé de l'hormonothérapie, elle était interloquée par un chiffre : une femme sur six environ ne suit pas ou mal son traitement, et parmi elles, plus de la moitié déclarent le suivre[32]. Un traitement qui peut pourtant leur sauver la vie… Qu'est-ce qui pèse donc dans la balance des décisions, cette fois-ci ?

« Ma pilule quotidienne[33] » : des effets indésirables

> « Ce n'est pas rien de ménopauser une femme de 30 ans. Ce n'est pas catastrophique non plus, mais ce n'est pas rien. Enfin, c'est un vrai phénomène qui n'est pas que biologique, qui n'est pas que médical. » (Juin 2018)

32. Barbara Pistilli, Angelo Paci, Arlindo R. *et al.*, « Serum Detection of Nonadherence to Adjuvant Tamoxifen and Breast Cancer Recurrence Risk », *Journal of Clinical Oncology*, 2020 38:24, 2762-2772.

33. Réponse d'une internaute à la question « Que vous évoque l'hormonothérapie ? », sondage sur le compte Instagram de Im/Patiente en 2019.

Sur le compte Instagram du podcast, nous avions réalisé un sondage en vue de recueillir les expériences des patientes autour de l'hormonothérapie. Voici quelques exemples des réponses reçues à la question « Que vous évoque l'hormonothérapie ? » :

« Mon désir de grossesse mis en parenthèse... Et + 20 kilos. »

« Une prise de médocs intensive et douloureux (*sic*) derrière des mots d'apparence sympathique. »

« J'ai 40 ans. Pour moi c'est terrible mais ça m'évoque la vieillesse anticipée, la fin de la féminité, du désir, de tout ce qui fait la jeunesse, pour laisser place à la ménopause forcée et tous ses désagréments. Quand je pense que je vais y avoir droit pour dix ans, ça me déprime. »

« Alors je vais y avoir droit. J'ai peur. Être ménopausée à mon âge... dur. Mais c'est pour mon bien. Et j'ai appris que je peux l'interrompre dans deux ans, si je veux avoir des enfants. (J'en veux.) Mais les effets secondaires, sécheresse vaginale et perte de libido me terrorisent. »

De nombreuses patientes ont évoqué les effets secondaires et les difficultés quotidiennes que représente ce traitement prescrit pour cinq à dix ans en général. Ces effets secondaires incommodants, voire franchement très désagréables, font pourtant difficilement le poids face aux bénéfices du traitement. Sans compter que la molécule phare de l'hormonothérapie (le tamoxifène) comporte, parmi les principaux effets indésirables, en plus de la sécheresse vaginale et des douleurs articulaires et musculaires, un risque de thrombose ou d'embolie pulmonaire ainsi que d'ostéoporose[34].

La qualité de vie des patientes mérite qu'on s'y intéresse. Comme le résume Manuela Wyler, « cette simple pilule qui doit me protéger me rend malade. Je sais que je n'ai pas le choix ; cesser le traitement aurait des conséquences certaines[35] ». Sur Internet, de nombreuses patientes témoignent de l'impact sur leur vie sexuelle des traitements et des difficultés à aborder le sujet dans les conversations avec les médecins. L'association Rose Up a d'ailleurs lancé une pétition pour demander le remboursement de Replens®, un médicament permettant de lutter contre la sécheresse vaginale, avec pour mot d'ordre « le sexe n'est pas un luxe »[36]. Puisque les médicaments pour pallier les troubles érectiles sont remboursés, pourquoi ceux destinés à faire face à la sécheresse vaginale ne le seraient-ils pas ?

Ces effets secondaires et leurs conséquences sur le quotidien des patientes peuvent-ils expliquer le fort taux d'interruption de traitement ? Lorsque nous l'avons rencontrée pour le podcast en avril 2019, la docteure Delaloge estimait que 15 % au moins des femmes arrêtaient la première année, et sur celles qui continuaient le traitement pendant cinq ans, il était difficile d'en estimer la proportion (80 % selon elle) puisque les études se basent sur du déclaratif. Ainsi, certaines patientes peuvent aller chercher leur boîte en pharmacie mais

34. Carine Cambra, « Évaluation de la qualité de vie des patientes traitées par hormonothérapie pour un cancer du sein, en vie réelle, à l'aide d'une e-cohorte », thèse, faculté de médecine et de sciences de la santé de Brest, 2018.

35. *Op. cit.*, p. 178.

36. « Malades de cancer ? #sexemetoo ! » sur www.rose-up.fr.

ne pas avaler les comprimés et ne jamais oser en parler à leur médecin ou leur entourage par peur d'être jugées. Une étude réalisée auprès de plus de 1 000 patientes a mis en avant que si 12 % d'entre elles déclaraient ne pas suivre le traitement, le dosage dans le sang du tamoxifène a révélé qu'une plus grande proportion (16 %) n'en avait pas la quantité suffisante, révélant ainsi une absence de (ou une mauvaise) prise du traitement[37]. Pourtant, qu'est-ce qu'une petite pilule face à un méchant cancer ? Après avoir subi des traitements lourds, pourquoi s'arrêter dans la dernière ligne droite ?

Éloignement de l'hôpital : entre soulagement et inquiétude

Est-ce que c'est parce qu'elles ont l'habitude de ne pas être entendues par les médecins que les femmes choisissent de se taire ? Un médecin interrogé dans le cadre d'une recherche sur la manière dont le genre influence l'expérience du cancer concluait : « Tu veux que je te dise pourquoi les femmes ne se plaignent pas, parce que personne ne s'y intéresse, parce que tout le monde pense qu'elles résistent à la douleur. Donc, leurs plaintes, elles les avalent et elles tracent, et ça les rend plus fortes[38]. » Ce médecin expliquait se placer sur un pied d'égalité avec ses patientes, ce qui favorisait le partage d'information et au final l'alliance thérapeutique : une décision partagée entre l'équipe médicale et la patiente. Ainsi, certaines femmes vont préférer se rendre à l'hôpital pour leurs traitements (une chimiothérapie par intraveineuse, par exemple) tandis que d'autres préféreront prendre le traitement sous forme de

37. Pistilli *et al.*, *op. cit.*, 2020.

38. Meidani et Alessandrin, *op. cit.*, p. 30.

comprimés et passer moins de temps à l'hôpital. La possibilité de choisir influence la manière dont les femmes vivent leurs traitements et dont elles le prennent.

> « Il y a un mois, après mes dernières analyses, on m'a changé de traitement et on m'a fait passer d'une chimio orale à une hormonothérapie. Tout d'un coup, j'ai réalisé que, sur le papier, *a priori*, je n'avais plus besoin d'un suivi infirmier une ou deux fois par mois, puisqu'il ne concernait que les chimiothérapies orales, pas l'hormonothérapie. Donc, pendant un an, an et demi, t'es suivie par des gens. Et là, c'est juste une molécule qui change, c'est la même chose dans ta vie, tu n'as qu'un médicament à prendre. Mais il faut que tu saches comment le prendre, à quels moments, quelles consignes suivre, et ce que tu peux ou ne pas prendre avec. Tu vas avoir des effets secondaires. C'est exactement la même chose que la chimio, c'est juste le type de molécule qui diffère. Alors les infirmières qui me connaissent, à l'hôpital, m'ont dit : "Oh ! toi, on t'aime bien, on te connaît, t'es notre petite mascotte, on t'adore, bien sûr qu'on va continuer à te suivre." Oui, c'est bien, mais en fait, ça ne devrait pas être une faveur, ça devrait être pareil pour tout le monde. Ça devrait être institutionnalisé. Et peut-être que si les femmes avaient un suivi à la hauteur de leur médication, elles la prendraient au sérieux, cette médication. C'est juste une hypothèse. » (Juin 2018)

Pendant la durée de l'hormonothérapie, les patientes ont moins de rendez-vous de suivi médical et sont plus isolées. Considérées comme en rémission et subissant des effets moins visibles des traitements, elles peuvent recevoir moins d'attention de la part du personnel médical mais aussi de leur entourage : le cancer est « derrière elles ». De plus, les effets du traitement sont considérés comme « supportables », ce qui leur donne l'impression de ne pas être « normales » si elles ne les supportent pas. Pire, elles peuvent imaginer que c'est de leur faute si elles les vivent mal. Les effets secondaires du traitement peuvent aller jusqu'à prendre tellement de place qu'ils occultent le fait que l'hormonothérapie représente aussi un espoir de guérison définitive. Ainsi, parmi les participantes au sondage Instagram que nous avions réalisé, aucune n'a mentionné la guérison, la prévention des rechutes ou l'espoir que peut représenter ce traitement.

Thérèse, que nous avions interviewée pour le podcast, nous a raconté la solitude qu'elle a ressentie après des mois de traitements : « À la fin de la radiothérapie, j'ai fait une dépression postcancer. Un classique du genre, puisque pendant toute la durée de la maladie, entre le diagnostic qui a eu lieu en septembre 2006 et la fin de la radiothérapie qui a eu lieu en mars-avril juin 2007, j'étais quand même constamment surveillée, et en contact avec du soin médical, des médecins, des manips radios, etc. Toujours dans l'action, dans une activité. Là, au bout d'un moment, on vous dit c'est fini, tout va bien, on se revoit dans un an. Et c'est là que je me suis effondrée. »

Au contraire, certaines femmes vont non seulement suivre leur traitement sur le temps prescrit, mais aussi choisir de continuer au-delà des cinq années. En tout état de cause, la décision a une dimension affective, et là aussi, l'information, capitale, ne se suffit pas à elle-même : l'écoute des besoins des patientes est indispensable, et la médecine ne la prend pas toujours en compte. Dans d'autres domaines de la santé, lorsque les médecins ne sont pas au rendez-vous, les patient·e·s s'organisent ensemble pour trouver des réponses. Des espaces de parole pour exprimer ses doutes, ses frustrations et ses peurs qui manquent encore cruellement en oncologie.

Avoir le choix : se réapproprier son corps et sa santé

La réappropriation de leur corps par les femmes et la prise en compte de leur parole sont au centre de la médecine du futur. Avec Maëlle, nous lisions avec attention les publications du collectif Les Flux, une initiative féministe pour la réappropriation des savoirs gynécologiques. L'équipe organise notamment des ateliers d'auto-observation gynécologique, pour apprendre à connaître son anatomie mais aussi échanger sur les expériences de santé. Dans la newsletter d'octobre 2018, deux membres du collectif, Salomé et Cluny, partageaient ainsi leurs réflexions sur le cancer du sein : « En matière de corps et de santé, la question de la normalité n'est pas anodine. C'est un réel enjeu féministe. En tant que patientEs nous ne sommes pas habituéEs à pouvoir prendre conscience, déterminer et formuler "ce qui ne va pas" dans notre corps. Au contraire, nos expériences corporelles, que ce soit dans la santé, la sexualité ou la vie quotidienne, s'enracinent dans tout un système de mise en doute de nos perceptions et d'invisibilisation de nos sensations ("c'est dans la tête", "mais non, ça ne fait pas mal", "il faut souffrir pour être belle"…). Encore davantage quand il s'agit de nos seins ou de nos vulves qui sont là, on l'a bien compris, pour le regard et le bénéfice des hommes ou des enfants qu'on est censéEs mettre au monde. Ainsi, parler de santé des seins sans prendre en compte le mécanisme d'hypersexualisation et de mise à distance (être torse nu pour une femme, ou allaiter est impudique, voire illégal) dans lequel les patientEs sont prisEs revient à les soumettre à des injonctions contradictoires et contre-productives. Difficile donc, en tant que patientEs, de déterminer ce qui relève du normal ou de l'anormal sans un vrai travail d'apprentissage et de réappropriation de son corps[39]. »

Où sont les ateliers sur l'autopalpation ? La préparation à l'autodéfense médicale ? L'information sur les droits des patient·e·s ? Les ateliers de sensibilisation ou les suivis lors d'un processus d'hormonothérapie ? Nous rejoignons ainsi Les Flux et d'autres associations qui œuvrent partout en France pour que les femmes et les personnes transgenres aient accès à une meilleure connaissance de leur corps. Nous pensons également que le cancer du sein doit passer d'une expérience médicale et personnelle à un sujet politique. Car pour l'instant, l'accompagnement des patientes se concentre essentiellement sur l'aspect médical (la lutte contre la maladie) et sur les effets physiques des traitements, notamment à travers des ateliers beauté. Mais quel est le lien entre produits de beauté et cancer ? Combien cela coûte-t-il d'être malades ? C'est ce que nous allons aborder maintenant.

39. « Octobre rose », www.lesflux.fr, 23 octobre 2018.

5
LE BUSINESS DU CANCER DU SEIN

Dans son essai *Beauté fatale*[1], la journaliste Mona Chollet passe au crible l'industrie de la mode et de la beauté : les standards inatteignables de minceur, l'impossible injonction de rester jeune, et la manne financière que représentent les milliers de produits supposés répondre à des besoins qui ne seront jamais comblés. Le secteur apporte les solutions aux problèmes qu'il a lui-même créés : c'est pratique, et surtout très rentable. Les femmes, qui existent dans leur diversité de carnations, de tailles, de poids, de textures de cheveux, de goûts, dépensent de l'argent, de l'énergie et du temps à essayer de se conformer à un idéal qui a très peu varié au fil du temps : la femme mince, grande, valide, aux cheveux lisses et à la peau claire. Quitte à y laisser leur santé mentale

1. Mona Chollet, *Beauté fatale. Les nouveaux visages d'une aliénation féminine*, La Découverte, 2012.

et physique ; il est utile de rappeler que les troubles du comportement alimentaire (TCA) touchent presque exclusivement les femmes[2].

Ces injonctions n'épargnent pas les femmes atteintes d'un cancer du sein, surtout lorsqu'elles sont jeunes[3]. Nous allons ici nous pencher sur les coûts financiers du cancer, certains en lien avec les traitements, d'autres visant plutôt les patientes en tant que femmes et dont le poids est porté par les personnes malades ou leur entourage. Notre propos n'est pas de juger de l'utilité de ces produits, et encore moins celles qui se les procurent ; il est extrêmement difficile, voire impossible, de se soustraire aux injonctions de genre, même au cœur de la maladie. Chacune navigue comme elle le peut parmi les injonctions contradictoires qui nous sont faites dès notre naissance. Ce que nous décortiquons ici, c'est la manière dont l'attention se focalise sur des questions esthétiques, qui occulteraient presque les questions médicales. Ce que nous interrogeons, ce sont les bénéfices, pour les patientes et pour la recherche, d'opérations marketing autour du cancer du sein qui font payer au prix fort des produits sertis d'un ruban rose. Entre désir d'apporter du réconfort et intérêts financiers, la frontière n'est pas toujours claire.

---

2. Je renvoie à ce sujet à *Notre corps, nous-mêmes*, *op.cit.*, pp. 33 et 300.

3. Voir chapitre 3.

Être ou avoir l'air « bien » ?

Rester « belle »

Le site internet de l'association Belle & Bien[4], qui propose des soins esthétiques aux personnes atteintes d'un cancer, affiche son slogan en première page : « Face au cancer, l'ordonnance de beauté ». J'imagine Maëlle bondir à la lecture de ces mots. À moi, ils me hérissent le poil. La beauté comme remède au cancer, la beauté sur ordonnance... J'ai beau retourner la phrase dans tous les sens, je ne la comprends pas. Est-ce qu'être belle (quoi que signifie ce mot) est le seul moyen de se sentir « bien » quand on a un cancer ? Que l'offre soit disponible pour les personnes qui en ont besoin, tant mieux ; que prendre soin de soi pour se sentir bien passe par le maquillage, le port d'une perruque ou le choix d'une bonne crème hydratante, bien sûr. Mais de là à en faire un message universel à imposer à tou·te·s les patient·e·s, j'ai un doute. C'est l'expérience qu'a vécue Maëlle, lorsque quelques heures seulement après l'annonce brutale de son cancer métastatique par une oncologue, alors qu'elle était en larmes dans la salle d'attente, en état de choc, une personne s'est approchée d'elle.

> « Ce jour-là, où j'ai fini par faire ma chimio, la psy est passée me voir, une nana est venue me faire un truc de sophrologie – je ne sais même pas qui c'était –, et la fameuse infirmière, une oncoesthéticienne, est venue me voir pour me dire, en gros : "Eh ben, c'est pas la frite, on va faire un p'tit maquillage." Quoi ? Ah, oui ! Mais,

4. www.bellebien.fr.

euh… mais, non ! Je m'en tape de ton fard à paupières, là ! Je… Qu'est-ce qu'il vient faire là, quoi ?! » (Juin 2018)

Psychologue, sophrologue, esthéticienne… ces personnes peuvent être des ressources importantes au cours du parcours de soins. Mais, clairement, pour cette socio-esthéticienne, le moment était très mal choisi.

Les oncoesthéticiennes ou socioesthéticiennes utilisent des soins comme le maquillage, la manucure et les massages pour accompagner les patient·e·s dans les transformations physiques qu'entraînent les traitements contre le cancer. Ces professionnel·le·s, qui dispensent leurs soins individuellement ou lors d'ateliers collectifs, peuvent dépendre directement des hôpitaux ou intervenir par le biais d'associations. C'est ce que filme dans son documentaire *Accorps*[5], la réalisatrice Stéphanie Haski. Elle y suit deux socioesthéticiennes, l'une travaillant en hôpital de jour et l'autre indépendante, dans leur pratique quotidienne auprès de patient·e·s, de personnes en recherche d'emploi ou précarisées. L'objectif de l'offre esthétique (massages, pose de vernis, conseils sur l'utilisation de produits) est de redonner aux personnes confiance en elles à travers l'envie de s'occuper de soi.

Ce métier, à l'intersection du corps et du soin, fait partie des métiers féminins dévalorisés socialement. S'il mérite clairement une reconnaissance sociale, le fait qu'il puisse être le seul support de soins proposé, ou financé par les hôpitaux, questionne. Une séance peut calmer les angoisses et représenter une vraie source de bien-être pour les patientes, et les ateliers

5. Stéphanie HASKI, *Accorps*, Enfin Bref Production, 2015.

collectifs sont une occasion de rencontres et d'échanges entre elles. Mais ces espaces restent ponctuels, et peuvent même, dans certains cas, renforcer le sentiment de solitude provoqué par la maladie. Par exemple, lorsqu'un même atelier réunit des patientes qui ont un cancer métastatique et d'autres un cancer localisé, la peur des secondes que leur cancer métastase est si perceptible qu'elle met mal à l'aise les premières, ainsi que l'avait constaté une socioesthéticienne interrogée à la radio[6].

Dans son récit consacré à son expérience de cancer du sein, la journaliste Géraldine Dormoy raconte comment, lors d'un séjour au centre de soins de La Roche-Posay en compagnie d'autres blogueuses ayant eu un cancer du sein, elle est choisie comme cobaye par la socioesthéticienne qui anime l'atelier. Elle qui a cessé de se maquiller depuis ses traitements afin de « savoir où en est [son] corps malmené » ne se reconnaît pas, une fois maquillée, mais les compliments pleuvent de la part des autres participantes. Elle en conclut : « Les traces de la maladie ont été effacées, ce qui rassure tout le monde. Ma mère avait raison : le maquillage est une politesse faite aux autres[7]. » La lecture de ce passage m'a rappelé un événement similaire vécu par Maëlle, qui avait été choisie comme modèle lors d'un atelier beauté car elle était la plus jeune[8]. Elle m'avait fait part aussi de sa surprise en constatant que les produits utilisés étaient conventionnels, et non bio ou naturels, comme on aurait pu s'y attendre compte tenu du public ciblé.

---

6. « Ressources et vous, cancer du sein métastatique – Se sentir femme », disponible sur YouTube.

7. Géraldine Dormoy, *Un cancer pas si grave*, Éditions Leduc.s, 2019, p. 238.

8. Voir chapitre 3.

« J'ai participé à un atelier gratuit, un atelier auquel tu as droit en tant que patiente, où pendant deux heures, on t'apprend à te maquiller, à te mettre de la crème... Et tu repars avec ton petit sac de cadeaux. Des produits qui sont, en plus, complètement conventionnels. Il y a du Givenchy, tous les trucs Avène, ou je ne sais quoi, qui sont bourrés de merde... Et ça, c'est pareil que le reste : il y a là-dedans un manque de conscience. » (Juin 2018)

Un juteux marché ou de vrais avantages pour les patientes ?

En proposant des soins gratuits, les ateliers sont un moyen de faire connaître les produits de certaines marques et d'en faire la publicité – de façon indirecte ou parfois même très nette. Pour Quitterie Lanta, accompagnatrice en santé et responsable de l'espace de rencontres et d'information (ERI) de l'institut Curie à Paris, il existe un déséquilibre entre les petites marques, lancées, par exemple, par des anciennes patientes ou qui utilisent des produits bio et locaux, et qui n'atteindront peut-être jamais les patientes, et les grosses entreprises qui ont les moyens de se faire connaître par les hôpitaux, finançant parfois elles-mêmes les ateliers : « J'admire les gens qui se lancent sur ce marché, et il y a énormément d'entreprises, grandes ou petites d'ailleurs, qui sont pétries de bonnes intentions. Mais cela reste un marché, et il faut donc gagner des parts de marché, gagner des clients, se faire connaître, etc. » Maëlle me racontait que les salles d'attente des services oncologiques étaient un endroit privilégié pour les marques qui souhaitent se faire connaître.

> « Dans la communication de l'hôpital, beaucoup de choses sont proposées. La première chose, c'est qu'en fait, c'est dur d'y accéder. Du coup, c'est tellement galère que je n'en ai pas expérimenté beaucoup. Ensuite, ce qu'ils proposent, c'est effectivement les catalogues des partenaires, perruques, soutiens-gorge postopération, prothèses mammaires, maillots de bain spéciaux pour après ton opération, et des soins oncoesthétiques. » (Juin 2018)

Les mécènes de l'association Belle & Bien, par exemple, incluent des grands groupes cosmétiques comme Estée Lauder, Clarins ou Christian Dior. L'association reçoit également des dons de Ruban Rose[9], elle-même financée par le biais de la campagne Octobre rose (j'y reviendrai).

Dans l'épisode 5 du podcast, Quitterie Lanta nous prévenait : « C'est un peu le cheval de Troie : je rentre en disant "je vais vous proposer un atelier sophrologie", mais en fait, on va parler soins de la peau, et puis, le patient est tellement content de recevoir un soutien, de se dire : "Tiens, de la sophrologie, ça va m'aider." Comme c'est gratuit, c'est du bonus, on prend. Mais comme on le dit souvent, surtout dans le domaine du numérique et des réseaux : "Quand c'est gratuit, c'est toi le produit." Il faut savoir qu'il y a toujours, quelque part, une contrepartie. »

Comme elle me l'expliquait par la suite, les patientes sont en général satisfaites de ces ateliers, la question n'est pas là. Elle les invite juste à être vigilantes : « Je pense qu'il faut

9. Rapport annuel 2020 disponible sur le site de l'association www.bellebien.fr.

vraiment à chaque fois alerter les patients en leur disant de se poser toujours la question : “Pourquoi ce cadeau m’est-il fait ? Qui est derrière ? Qui me le propose ?” Et rester vigilante : ce n’est pas parce qu’un produit vous est offert ou qu’un atelier est proposé dans l’enceinte d’un hôpital que c’est forcément sans arrière-pensée. »

Finalement, l’apport le plus important de ces ateliers est peut-être l’espace d’écoute qu’ils représentent, et que les mains des socioesthéticiennes font sans doute plus d’effets que les produits qu’elles utilisent. Le toucher, qui manque souvent dans la relation de soins, a un effet thérapeutique. Quelles conséquences pour les plus de 60 % d’ateliers de l’association Belle & Bien annulés en 2020 pour cause de pandémie de Covid-19 ? Dans un tweet de mai 2021, suite à un rendez-vous avec une socioesthéticienne, @kinkybambou raconte le manque de toucher des longs mois de confinement, qui « ampute d’une partie essentielle du rapport à son propre corps. On n’en a pas conscience jusqu’au moment où ça arrive à nouveau ». Ce toucher est un aspect central de nombreux autres soins de support, que les patientes ne manquent pas d’explorer tout au long de leur parcours thérapeutique.

Les soins de support : se faire du bien

Acupuncture, méditation, ostéopathie, homéopathie, naturopathie, réflexologie, micronutrition… parmi les récits d’anciennes patientes, une large palette de médecines dites « alternatives » vient soulager les femmes des effets secondaires des traitements. Dès le jour de l’annonce de son cancer, Maëlle reçoit de son amie Chloé un certain nombre de conseils avec cet objectif : homéopathie, compléments alimentaires, lectures... Les femmes qui ont eu un cancer du sein se partagent leurs conseils même lorsqu'elles ne se connaissent pas. Géraldine Dormoy raconte ainsi que certaines de ses abonnées sur les réseaux sociaux lui ont offert des séances de yoga et de réflexologie plantaire[10].

Pour en savoir plus, nous avions demandé par le biais du compte Instagram du podcast Im/Patiente[11], ce qui avait fait du bien aux auditrices pendant leurs traitements. Certaines se sont fait des cadeaux exceptionnels (un bijou, une séance photo) ou un tatouage (postmastectomie ou non). Nombre d'entre elles ont évoqué les médecines douces comme la sophrologie, l'hypnothérapie, le shiatsu, ainsi que des activités manuelles (tricoter, se masser) ou physiques (nager, danser, marcher en forêt) qui deviennent des soutiens thérapeutiques. Ces initiatives m'ont rappelé celles que nous partageons dans *Notre corps, nous-mêmes*[12] à travers les solutions racontées par des femmes pour se réapproprier leurs corps suite à des TCA ou des agressions : danser, chanter, marcher, méditer... Ce sont autant d'activités qui permettent de retrouver un lien avec son corps, réaffirmer qu'il nous appartient.

Les soins de support sont parfois remboursés par les mutuelles mais ne sont pas pris en charge par la Sécurité sociale. Ils procurent pourtant du réconfort aux personnes atteintes d'un cancer en diminuant les nausées provoquées par la chimiothérapie, en soulageant les maux de ventre, en permettant de retrouver le sommeil. Tout le monde n'y a pas

---

10. *Op. cit.*

11. www.instagram.com/impatiente.

12. *Op. cit.*

accès de la même manière : le recours à ces soins de support est plus fort chez les femmes, qui se voient aussi proposer plus systématiquement que les hommes la visite d'une psychologue ou d'une assistante sociale, tandis que les hommes atteints d'un cancer vont plutôt se tourner vers les avancées technologiques[13].

À Paris, plusieurs centres hospitaliers ou associatifs proposent des ateliers pour les patientes. L'accès à ces soins de support est pourtant inégalement réparti sur le territoire, et se déplacer pour pouvoir y participer ajoute à la liste des dépenses cachées liées au parcours de soins.

Le cancer du sein, un marché comme un autre ?

Le coût caché des traitements

Entre 2018 et 2019, Laëtitia, assistante maternelle, a dépensé plus de 4 000 euros en frais liés à son cancer du sein : crèmes et huiles pour apaiser la peau face à la sécheresse provoquée par la radiothérapie, huile de ricin et vernis pour éviter que les ongles ne tombent avec la chimiothérapie, gel pour la sécheresse vaginale, soutiens-gorge spécialisés, soins et massages pour se détendre, ostéopathie, acupuncture, psychologue, frais d'essence... Au total, près de 300 euros par mois pour essayer de pallier les effets secondaires de ses traitements. Les dépenses sont liées à l'achat de produits spécifiques (soutiens-gorge postopératoires) mais aussi à celui plus fréquent de

13. Meidani et Alessandrin, *op. cit.*

certains produits : l'assèchement de la peau par les rayons de la radiothérapie obligera, par exemple, les patientes à renouveler leur crème hydratante chaque mois plutôt que tous les trois mois, comme elles avaient l'habitude de le faire avant leurs traitements. Certaines marques se sont même lancées dans des produits ciblant spécifiquement les femmes atteintes d'un cancer, et sans surprise, leurs prix sont plus élevés ; ils sont parfois même plus chers que des produits bio, sans qu'aucun label ne le justifie. Dans un article intitulé « La beauté sous chimio[14] », j'ai ainsi appris qu'« apporter de l'éclat au teint est la préoccupation numéro un des femmes sous traitement ». L'article met en avant une crème de karité hydratante à 16 euros, ou un « sérum accélérateur de repousse de cils » à 39 euros, à s'offrir dès la fin du traitement, évidemment.

Mylène, que nous avions rencontrée pour le podcast, se rappelle : « J'ai eu de la "chance" parce que j'étais en chimio pendant Octobre rose, et du coup, les marques donnent au service des échantillons, des produits. J'ai eu des mascaras, des liners pour les cils et les sourcils, mais qui coûtent une blinde en pharmacie. » Elle ajoute : « Après, quand les cheveux repoussent, on achète de l'huile de ricin, des compléments, de l'homéopathie qui n'est pas forcément remboursée ou partiellement, de l'aromathérapie… En fait, on est cons, on se dit, ben non, quand même, faut que je prenne ça, ça me permettra d'aller mieux. Oui, effectivement, il y a un effet, c'est indéniable, mais tout ça va s'ajouter à une période où on dépense toujours, quoi. »

---

14. Ilaria Casati, « La beauté sous chimio », *Elle*, n° 3850, octobre 2019, p. 182.

Dans son ouvrage, Géraldine Dormoy raconte son agréable surprise de trouver en grande surface un soutien-gorge permettant de glisser une prothèse mammaire à l'intérieur, mais son étonnement, surtout, face à son prix : 90 euros. Et de se rendre compte, quelque temps plus tard, que la prothèse tient tout aussi bien dans sa brassière de sport. Il existe encore bien d'autres modèles de soutiens-gorge conçus pour la radiothérapie, comme me l'expliquait Maëlle :

> « Les soutiens-gorge spécial radiothérapie, ça coûte 120 balles ! Parce qu'en fait, quand t'es en radiothérapie, ta peau est brûlée, et tu as super mal. Ne pas porter de soutien-gorge, ça fait mal, parce que ça frotte, mais porter un soutien-gorge classique, c'est pas fait pour. Alors, c'est des soutiens-gorge qui sont vraiment super souples, super doux, et qui s'ouvrent aussi sur le devant parce que tu passes ton temps, en fait, à te déshabiller… et il faut y penser, à ça. Quand t'es en radiothérapie, c'est tous les jours. Donc voilà, tu t'achètes ces trucs-là parce que ça fait un peu moins mal et que c'est un peu plus pratique. Mais ça coûte cher… C'est un vrai business ! » (Juin 2018)

L'achat de ces soutiens-gorge, comme des vernis à ongles qui protègent des effets de la chimiothérapie, est aux frais des patientes, le plus souvent en intégralité. Dans son enquête sur les impacts sociaux du cancer auprès de 2 000 patient·e·s, la Ligue contre le cancer révèle que plus de la moitié des personnes ont des restes à charge, qui concernent pour moitié les soins dits de « confort » et pour un tiers les prothèses[15].

15. « Impact social du cancer », février 2016, www.ligue-cancer.net.

« Les premiers mois, je trouvais ça génial. On m'offrait des boxes – oui, oui, il y a des boxes "cancer du sein" – dans lesquelles tu as les vernis pour ne pas perdre tes ongles, le kit pour te faire un maquillage permanent des sourcils, etc. Au début, j'étais soulagée puisqu'on n'arrêtait pas de me dire qu'il fallait absolument que je me protège de ça, et du coup, c'était une angoisse : ça coûte tellement cher que tu ne sais plus comment faire. Et que tu as surtout autre chose à faire, parce que t'es en chimio, quoi. Donc, qu'on t'offre des boxes, eh ben, c'est cool, tu n'as pas à t'en préoccuper, tu le fais, c'est bien. Jusqu'à ce que je me rende compte que c'est un p*** de marché. Et un marché qui se développe. Les foulards un peu funky, les petites franges mignonnes, l'Atelier du sourcil qui te fait une remise de 20 %, parce que t'es en chimio... Sur le coup, tu te dis "super, je fais des économies", mais après, finalement, ça fait mal au ventre. Il y a là-dedans un truc qui me gêne énormément. » (Juin 2018)

Les coûts de ces produits, qui viennent s'ajouter à une baisse de revenus pour beaucoup de patientes[16], peuvent les faire basculer dans la précarité. Dans son enquête, la Ligue contre le cancer a ainsi recueilli le témoignage d'une patiente : « Pour continuer les soins liés au cancer, j'ai dû me faire arracher plusieurs dents. Les soins dentaires, y compris la prothèse, ne sont pas pris en charge dans l'ALD [affection longue durée]. Mon mari a dû faire un crédit pour que je puisse être appareillée[17]. » Pour faire face à ces dépenses, l'association

16. Voir chapitre 6.

17. « Les restes à charge, entre incompréhension et acceptation », www.ligue-cancer.net.

accompagne les personnes atteintes d'un cancer et leurs proches avec une enveloppe financière (6 millions d'euros par an) pour l'aide à l'achat de produits mais aussi pour un accompagnement quotidien[18].

Quitterie Lanta dénonce pour sa part les abus qui existent sur les prix des produits. Car, en plus de la perruque, il y a aussi les shampooings et après-shampooings spéciaux, la brosse à cheveux… la liste des frais ne cesse de s'allonger. Certaines femmes sont venues lui demander comment emprunter de l'argent pour acheter une perruque. « Quand on a un petit salaire et qu'on est malade, on va se retrouver en vraie difficulté financière. C'est-à-dire qu'on va avoir du mal à payer son loyer. Du coup, payer son soutien-gorge, ça va être compliqué. Acheter des petits bonnets, des turbans… Moi, je passe tous les jours dire aux femmes qu'il n'existe pas de bonnets orthopédiques. Là aussi, on est dans un marché qui laisse croire qu'il faut aller acheter un bonnet ou un turban chez un prothésiste spécialisé. Non ! Vous pouvez aller dans n'importe quelle grande surface choisir un petit bonnet de running, un chapeau, un foulard qui vous convienne, qui vous ressemble. Les femmes pensent qu'elles doivent absolument acheter le bonnet spécial chimio qui coûte en moyenne 40 euros, alors que c'est un petit bonnet en coton. Quand on a peu de revenus, c'est compliqué. C'est pareil pour la prothèse capillaire. Souvent, les jeunes femmes qui sont touchées débutent dans leur vie professionnelle, elles n'ont pas forcément des salaires mirobolants. Elles ont souvent les cheveux longs, et pour que la prothèse soit jolie, il faut plutôt des cheveux naturels, ce qui

18. « Accompagner pour aider », www.ligue-cancer.net.

coûte cher. Et le tout est très mal remboursé par la Sécurité sociale. »

C'est également le constat qu'a fait Nathalie Chillan, présidente de l'association Ma Tété, qui sensibilise au cancer du sein et accompagne les personnes concernées en Martinique : « Les perruques dont les cheveux se rapprochent vraiment du naturel coûtent très cher. Donc, il y a cette difficulté-là, aussi, financière et économique, qui fait qu'on va peut-être choisir un compromis et se reposer sur le maré tèt [tissus noués autour de la tête pour en faire des coiffes] ou se faire la boule à zéro, quand on a suffisamment de caractère pour affronter le regard des autres ».

Un marché discriminant

Lors de notre entretien, Quitterie Lanta expliquait le difficile équilibre à trouver entre nécessité de diversification du marché pour répondre aux besoins des patientes et mise en garde contre le risque de se faire happer par ce marché. En tant que responsable de l'ERI, elle est régulièrement sollicitée par des marques qui souhaitent lui présenter leurs produits : « C'est important, ça fait partie de mon métier. S'il y a des innovations qui se font en termes de soutiens-gorge ou peu importe, sur un autre sujet, je suis très contente de le connaître, mais voilà, je suis toujours un peu en mode Vigipirate en me demandant est-ce que c'est réellement une avancée pour nos patients ? Est-ce que, éthiquement, je peux le proposer, ou est-ce qu'il n'y a pas, derrière, une démarche purement commerciale ? Où est l'intérêt du patient ? Et puis aussi, où est l'intérêt de l'institution ? Puisque nous, on est toujours aussi en train de se dire que l'institut Curie ne va pas faire la promotion d'une marque simplement parce qu'on trouve que, tiens, ils sont sympathiques. Ça, à un moment, est-ce que c'est notre rôle ? Est-ce que c'est le rôle de l'hôpital ? La grande difficulté reste quand même toujours de se dire que les patients ont besoin de ce marché. »

Il est important, bien sûr, que plusieurs marques de perruques existent, pour que les patientes puissent choisir celle qui leur convient le mieux. C'est en partie pour cela que Quitterie Lanta a cofondé Komunity, une application téléchargeable sur komunity.care, qui rassemble la communauté des patients, des aidants, des soignants et des associations qui collaborent pour améliorer la qualité de vie des malades, notamment en permettant aux patient·e·s de partager leurs retours sur les produits et services auxquels elles et ils peuvent avoir recours pendant leurs traitements, et d'en faire part aux établissements de santé.

Mais les patientes et leurs données de santé sont aussi un marché. Certains ateliers bien-être, par exemple, vont en profiter pour recueillir des informations personnelles sur les patientes, leur suivi médical, etc. En ligne ou dans la vraie vie, nos données ont de la valeur pour les entreprises : or, n'oublions pas qu'elles nous appartiennent avant tout.

Si le moindre besoin des patientes est scruté par les industries cosmétiques, certains secteurs semblent moins juteux que d'autres. Dans son *Journal du cancer*, Audre Lorde fait part de son incompréhension face à la prothèse mammaire qu'une bénévole lui avait donnée avec insistance à peine quelques jours après son opération. Elle décrit sa curiosité face à la « forme de laine moulée » qui « n'était pas de la bonne couleur et paraissait d'une pâleur grotesque à travers le tissu de mon soutien-gorge »[19]. Près de trente-cinq ans plus tard, Nathalie Chillan a fait le même constat sur l'inadéquation entre la couleur des prothèses mammaires existantes et sa couleur de peau : « Effectivement, je vais m'appareiller avec une prothèse qui est de carnation très claire, alors que moi, je suis noire, je suis Antillaise et Martiniquaise. Et donc une prothèse claire ne correspond pas à ma carnation. C'est vrai que la question se pose davantage pour les prothèses que vous collez sur la poitrine. Moi, les miennes étaient glissées dans une poche de mon soutien-gorge. Donc, cette réalité qui se rappelle à vous quand vous regardez la prothèse que vous collez à vous et cette différence de couleur de peau, je n'ai pas eu à la vivre, mais en tant que présidente d'association, au sein de Ma Tété, il y a des femmes qui nous en parlent. Donc, sur cette question-là, je sais qu'en 2013, il n'y avait pas de prothèses de couleur. En tout cas, moi, je n'en ai pas vu. Mais depuis, il y a quelques entreprises d'appareillage qui commandent des prothèses, notamment en Allemagne, d'après ce que j'ai pu avoir comme information, qui se rapprochent de la carnation des Noires et ne font pas de différence quand vous les posez sur le corps. Et ça, c'est important pour l'image que vous renvoyez quand vous vous regardez dans un miroir. C'est une continuité de vous-même en termes de couleur, ce qui ne l'est pas avec une prothèse produite pour des femmes européennes ou blanches. »

En janvier 2018, la journaliste Rokhaya Diallo constatait ainsi sur le plateau de l'émission « C politique » : « C'est un souci permanent, de vivre dans un pays qui nous donne le

19. *Op. cit.*, p. 59.

sentiment qu'on n'existe pas parce que rien n'est pensé pour nous, ni les pansements, ni les coiffeurs, ni le fond de teint. On ne peut pas acheter nos produits cosmétiques dans des supermarchés[20]. » Dans une société où tout est élaboré par et pour les Blanches, les entreprises n'ont pas « pensé » aux femmes non blanches avec un cancer du sein, que ce soit pour les prothèses mammaires, capillaires ou les produits cosmétiques proposés en atelier. Quitterie Lanta a ainsi rencontré des femmes qui, portant le voile, ont dû se battre pour obtenir la prise en charge de leurs perruques car les organismes qui les remboursent estimaient qu'elles n'en avaient « pas besoin ».

Au-delà des conséquences esthétiques, cet « oubli » impacte la confiance et l'image de soi après une mastectomie. Comme le décrit Nathalie Chillan : « Quand, effectivement, vous avez une prothèse qui ne correspond pas à votre couleur de peau, c'est autre chose encore qui vient se rajouter à la différence et qui se renvoie dans le miroir. C'est-à-dire, je ne suis plus la femme que j'étais avant. Le fait de se voir avec une prothèse qui n'est pas de la même couleur cristallise cette différence. Cela met beaucoup plus en exergue la prothèse puisqu'elle n'est pas le prolongement de vous-même en termes de couleur, de carnation. C'est ce que moi j'ai plutôt ressenti avec les prothèses capillaires. Donc, je n'ai pas porté de perruque, j'ai gardé la boule à zéro parce que, étant noire, j'ai des cheveux crépus, je n'ai pas des cheveux lisses, et la plupart des prothèses capillaires ne me correspondent pas. Je ne suis pas une Européenne. Je ne suis pas cette femme-là et je ne me suis pas retrouvée dans ce qui était proposé sur le marché.

20. Rokhaya Diallo, « Le #sparadrapgate montre comment les spécificités physiques des noir·e·s sont ignorées en France », www.buzzfeed.com, 9 mai 2018.

Ces prothèses qui ne ressemblent pas à vos cheveux naturels vous nient dans votre personnalité, puisqu'il n'est plus question alors d'un outil qui vous accompagne, mais d'un outil qui transforme votre apparence. »

Pour aider les femmes à reprendre confiance en elles et traverser les épreuves du cancer du sein, l'association organise de nombreuses activités et, à l'occasion de la campagne annuelle d'Octobre rose, des « boxes » dans lesquelles les bénévoles glissent des produits cosmétiques mais aussi des dessins d'enfants et des mots d'encouragement pour les patientes. Une initiative réconfort qui atteint directement les patientes, à une période de l'année où fleurissent pléthore de produits estampillés « cancer du sein » dont on ne sait pas toujours vers qui ou quoi sont dirigés les bénéfices.

Octobre rose, une instrumentalisation marketing ?

Octobre est le mois de sensibilisation au cancer du sein au cours duquel il est enjoint aux femmes de se faire dépister[21]. Sur tout le territoire français, des associations et des comités locaux de la Ligue contre le cancer organisent des ateliers, des concours photo et d'autres initiatives pour lever des fonds pour la recherche et informer sur cette maladie. Mais c'est aussi le mois où toutes les entreprises, des fabricants de voitures aux chaînes de fast-food en passant, bien sûr, par les parfumeries, vont se draper de rose et proposer des activités ou des produits en faisant un lien, parfois douteux, avec le cancer du sein[22].

21. Voir chapitre 4.

22. Je recommande à ce propos l'article intemporel de Renée Greusard, « #OctobreRose : revoilà la guimauve rose culpabilisante contre le cancer », www.nouvelobs.com, 25 septembre 2017.

Dans son documentaire *L'Industrie du ruban rose*[23], la réalisatrice Léa Pool a enquêté sur le *pinkwashing* (marketing rose) de la campagne Octobre rose. Le film décrit notamment comment, dans les années 1980, Charlotte Haley, une Américaine de 68 ans qui a vu les femmes de sa famille souffrir du cancer du sein, arpente les rues de New York, un carton à la main, sur lequel on peut lire : « Le budget annuel du National Cancer Institute est de 1,8 milliard de dollars ; seulement 5 % de cet argent va à la prévention du cancer. Aidez-nous à réveiller nos législateurs en portant ce ruban. » Inspirée par le ruban rouge, symbole universel de lutte contre le sida, elle offre aux passant·e·s un petit morceau de ruban couleur saumon, bricolé par ses soins, à épingler sur ses vêtements en signe de soutien. Dix ans plus tard, en 1992, la firme Estée Lauder propose à Charlotte Haley de s'associer, mais cette dernière refuse que ce combat soit récupéré par une marque. Estée Lauder décide d'investir tout de même la cause et change la couleur du ruban qui passe du saumon au rose. La machine est en marche.

En France, l'opération Octobre rose est portée par l'association Ruban Rose (ex-Le Cancer du sein, Parlons-en !). Créée par le groupe Estée Lauder France et Marie Claire en 1994 et soutenue par de nombreuses marques cosmétiques et agroalimentaires, elle vise à « informer les femmes du rôle et de l'importance du dépistage précoce et s'investit concrètement pour soutenir la recherche contre le cancer du sein[24] ». Pourtant, le montant de l'argent récolté et reversé

23. Office national du film du Canada, adapté en 2011 du livre de la chercheuse Samantha King, *Pink Ribbons, Inc. Breast Cancer and the Politics of Philanthropy*, University of Minnesota Press, 2008.

24. www.cancerdusein.org.

à la recherche est assez opaque. Pour la blogueuse Manuela Wyler, autrice de *Fuck my cancer*, « *fucking* Octobre rose » est une « opération marketing » qui profite aux radiologues, marchands de matériels et fabricants de cosmétiques qui « dès la création d'Octobre rose aux États-Unis, se sont engouffrés dans cette campagne. La presse féminine profite de la manne publicitaire offerte par les fabricants de cosmétiques et de prêt-à-porter : tous communiquent sur leurs dons charitables à la suite des ventes des produits dûment estampillés[25]. » Le mot d'ordre d'Octobre rose : acheter. « HT, les deux seules lettres de l'alphabet », nous rétorquait mon père lorsque, enfants, nous réclamions la dernière Barbie. Mais si une fraction des bénéfices est reversée à une cause aussi noble que la recherche, *a fortiori* contre le cancer, pourquoi se priver ? Ainsi, le Bon Marché, temple du luxe parisien, proposait de « célébrer » Octobre rose 2020 : « **Parfum Jo Malone**, crème et rouge à lèvres **Estée Lauder**, soins **Clinique**, **Aveda** ou **La Mer**, on a le choix côté **shopping**. On trouve même des livres engagés, et des tablettes de chocolat. Pas d'excuse, donc, pour ne pas acheter un article qui nous plaise vraiment ![26] » J'ai été surprise d'apprendre qu'Estée Lauder ne reverse pas 100 % du prix de ses produits à sa propre association, tandis que la créatrice Isabelle Marant s'y est engagée, pour un t-shirt à 95 euros. Et même si les 95 euros sont effectivement reversés à Ruban Rose, cela ne signifie pas pour autant que cette somme ira à la recherche, puisque l'association est entièrement libre de décider quoi faire de ces dons (notamment financer des associations qui proposent des ateliers beauté).

---

25. *Op. cit.*, p. 131.

26. « Octobre rose au Bon Marché Rive Gauche », www.sortiraparis.com (**gras dans l'original**)

Depuis 2004, l'association Ruban Rose a ainsi reversé 3,3 millions d'euros à soixante équipes de chercheur·e·s. Un rapide calcul m'a amenée au constat que cela revient à 200 000 euros par an ou 50 000 euros par équipe de recherche, ce qui dans les deux cas n'est pas grand-chose pour un groupe mondial qui a fait 4,85 milliards de bénéfice au deuxième trimestre 2020, en pleine pandémie de Covid-19… « C'est ainsi la demande forte et soutenue des clients pour les **sérums et autres crèmes hydratantes** qui a permis au groupe de cosmétiques de contrebalancer l'impact des faibles ventes de produits de maquillage[27]. » Produits nécessaires, entre autres, lorsque l'on est traité·e pour un cancer. Outre les bénéfices engrangés, la campagne Octobre rose capitalise aussi en matière d'image de marque et d'attractivité. Dans son documentaire, Léa Pool se demande si « les industries s'engouffrent dans cette campagne, n'est-ce pas tant par charité que parce qu'elle rapporte plus que ce qu'elles ne dépensent ? ». Le documentaire dénonce également l'absurde paradoxe de ces entreprises qui vendent des produits potentiellement cancérigènes afin de lever des fonds pour soigner le cancer. Pour la chercheuse Samantha King[28], Octobre rose détourne l'attention de ce qui est fondamental pour faire avancer la recherche contre le cancer du sein : des financements publics. Et tandis que les millions d'euros accumulés par Octobre rose ne semblent jamais atteindre les laboratoires de recherche, de petites entreprises ont pourtant trouvé le moyen de faire des dons directs à la recherche publique.

---

27. « Estée Lauder affiche un bénéfice supérieur aux attentes pour le second trimestre », www.luxus-plus.com, 8 février 2021 (**gras dans l'original**).

28. *Op. cit.*

De l'éthique dans le business

Face aux mastodontes de la cosmétique, certaines petites entreprises, fondées par d'anciennes patientes, essaient de se faire une place sur le marché du cancer du sein et de proposer des produits qui leur ont fait défaut ou les ont aidées pendant leur propre parcours de soins. Ainsi, l'entreprise Les Franjynes[29], fondée par Julie Meunier, qui propose des franges artificielles, turbans et bonnets pour les personnes qui présentent une alopécie, reverse toute l'année une partie de ses bénéfices à la recherche contre le cancer. C'est aussi le cas de l'entreprise de turbans Entrenoue[30], dont nous avions rencontré la fondatrice, Fanny Viegas, pour un épisode du podcast. Elle a choisi de reverser 5 % de son chiffre d'affaires à un centre de recherche contre le cancer.

« Quand je suis arrivée dans le milieu du bien-être autour du cancer, nous racontait-elle[31], j'ai été frappée par la concurrence. J'ai été absolument choquée de découvrir qu'il pouvait y avoir de la concurrence dans le bien-être, j'ai trouvé ça aberrant. Je sortais tout juste de ma maladie, j'étais encore dans les traitements et dans la fragilité psychologique de la maladie, et je suis arrivée avec mes bonnes intentions en croyant arriver dans le monde des Bisounours… Sincèrement, je n'en parle jamais, mais je me suis heurtée à des requins. J'ai trouvé que les gens avaient la sensation d'avoir tout inventé, et après, il y a vraiment le milieu concurrentiel où il y a une course à la vente, avec beaucoup de propositions, codes

29. www.lesfranjynes.com.

30. www.entrenoue.com.

31. Im/Patiente épisode 5.

promo, etc. J'ai trouvé que dans le milieu de la maladie, c'est indécent. Pour moi, il serait impensable de ne rien reverser. Quand j'ai créé ma marque, c'était même mon objectif. Ce que je reverse paraît peut-être ridicule, mais on a tellement besoin de contribuer… Quand je fais des turbans, je me dis que c'est concret, que ça aide quelques personnes à se sentir bien l'espace d'un moment, que c'est un réconfort, mais ça ne suffit pas. Je préférerais ne plus vendre de turbans du tout, qu'on n'ait plus besoin d'en porter. La recherche, c'est la base de tout, voilà pourquoi je reverse ces sommes. »

Maintenir sa féminité ou cacher la maladie ?

> « Je me souviens que ma mère m'avait envoyé le lien d'une émission, avec Sophie Davant, qui traitait du cancer du sein chez les jeunes femmes. Sur le plateau, tu avais la dessinatrice Lili Sohn, Noémie Caillault et son spectacle "Maligne", et Julie Meunier qui a créé une collection de turbans. Et tout l'objet de l'interview, tout le discours de Sophie Davant, c'était de dire : "Ah, c'est fou ce que vous êtes jolies !" Incroyable… » (Juin 2018)

Maëlle pressentait que derrière le business de la beauté se cachait peut-être autre chose qu'un intérêt pour les porte-monnaie des patientes et de leurs proches. Et si les fonds de teint, perruques et autres crèmes faisaient tant parler de la maladie qu'elle en deviendrait presque banale, « pas si grave[32] » ? Dépossédant les individus de leur histoire propre, de leurs peurs et de leurs envies ? Et si en enjoignant aux patientes de

32. Pour reprendre le titre de l'ouvrage de Géraldine Dormoy, *op. cit.*

maintenir la féminité à tout prix, on essayait, collectivement, de se préserver de leur maladie ?

> « Malade, on devient à la fois un canevas sur lequel chacun projette ses peurs et quelque chose qu'on ne veut pas voir. "S'il te plaît, ne me montre pas à quel point tu es malade", semblent dire maquillage, perruques et turbans qui nous sont tendus[33]. »

En se maquillant « comme avant », les patientes conservent l'image de la femme attendue par la société. Une femme docile, coquette, qui ne laisse pas transparaître les signes de la maladie. Une patiente, certes, mais qui continue à tenir cette apparence de femme forte, toujours là pour ses enfants, son époux, son travail. Une femme qui ne montre pas ses cernes et son teint pâle, et qui préserve sa féminité à coups de mascara et de perruque bien en place. Une femme avant d'être une patiente. Si Maëlle a d'abord docilement suivi ce chemin tout tracé, rassurant face à la tempête provoquée par l'annonce de la maladie, elle s'en est éloignée au fil de ses réflexions sur le cancer. Ainsi, elle écrivait à son amie Lucie en 2016 :

> « Je prends aussi le temps de m'habiller et de me maquiller. J'essaie de trouver ça important, encore. J'essaie d'y croire quand on me dit que non ce n'est pas fini pour moi, l'amour. Je profite de ne pas avoir l'air malade pour capter les regards et m'en réjouir. J'essaie de lutter contre les regrets, et la folie surtout face à l'absurdité de tout ça. »

---

33. « Cancer du sein : "Traite-t-on la maladie ou la féminité ?" », L'Express, *op. cit.*

Deux ans plus tard, son regard sur ces injonctions avait radicalement changé. Voici ce dont elle me faisait part à l'occasion de l'un de nos entretiens :

> « Je peux te dire que c'est un truc qu'on m'a répété tout le temps : "Ah ben, c'est incroyable, dis donc, franchement, t'as une bonne tête ! T'es stylée quand même, c'est joli tes foulards. Dis donc, c'est dingue comme tu fais plaisir à voir !" Sous-entendu : "Ouf, tu fais pas flipper, ouf, t'as joué le jeu, merci de pas être sortie sans maquillage, merci de cacher tes cicatrices. C'est sympa, c'est vraiment sympa." Et les gens sont vraiment soulagés, en fait, que t'aies l'air bien. Et ça, on me l'a dit un nombre incalculable de fois. » (Juin 2018)

Dans son *Journal du cancer*, Audre Lorde raconte comment lors d'un rendez-vous postmastectomie, alors qu'elle se sentait belle et puissante, l'assistante du médecin lui a demandé, paniquée, pourquoi elle ne mettait pas de prothèse, lui expliquant que c'était « mauvais pour le moral du service », qu'elle allait angoisser les patientes dans la salle d'attente. Audre Lorde conclut : « Je refuse d'avoir à dissimuler mon corps pour mettre plus à l'aise un monde qui a la phobie des femmes[34]. » Notre amie Mahana se souvient d'une conversation avec Maëlle qui avait eu une analyse similaire à celle d'Audre Lorde : « Elle m'avait dit : "En fait, un enfant, quand il est malade, il est malade. On ne lui demande pas d'être un enfant, on lui dit juste t'es malade et pour un homme, c'est pareil. Alors que moi, en tant que malade, en tant que femme, on me demande d'être une femme stéréotypée avant tout." »

---

34. *Op. cit.*, pp. 75-76.

Pour illustrer l'épisode 5 du podcast, Lili Sohn a dessiné Maëlle, crâne nu, un miroir à la main et une perruque dans l'autre, demandant « Miroir, mon beau miroir, dis-moi pour qui je me fais belle ? » Pour qui les femmes mettent-elles des perruques et des prothèses dans leur soutien-gorge ? Cette question sur les normes de beauté résonne pour les femmes atteintes d'un cancer comme pour toutes les autres. Ainsi, en France, pendant le confinement du printemps 2020 en lien avec la pandémie de Covid-19, de nombreuses femmes ont cessé de se maquiller, de s'épiler ou de porter des soutiens-gorge. Parce que tout à coup, ces pratiques, instituées pour entrer dans la norme sociale et plaire au regard masculin, n'avaient plus de sens. Certaines d'entre elles ont gardé, depuis, ces habitudes : une enquête réalisée en juin 2020 révélait que la proportion de femmes de moins de 25 ans qui ne portaient pas de soutien-gorge au moment de l'enquête était six fois plus élevée qu'avant le confinement[35]. Le plus important est donc que chaque femme puisse faire ses choix au mieux, sans être poussée par un marketing aguicheur ou par une pression à rester féminine.

Comment s'en sortir, alors ? Maëlle aimait s'offrir des turbans, voyait parfois sa psychologue toutes les semaines et achetait du blush bio. Parce que le soin de soi et le souci de soi est politique, comme nous l'avons exploré dans l'ouvrage *Notre corps, nous-mêmes* : « Quand nous subissions sexisme, racisme, validisme, grossophobie… admettre que notre corps mérite de la bienveillance et de l'attention devient aussi une

35. Christine MATEUS, « «No bra» : de plus en plus de Françaises laissent tomber le soutien-gorge », www.leparisien.fr, 22 juillet 2020.

façon de se rebeller[36]. » Critiquer un système qui crée des injonctions à la beauté n'est pas incompatible avec l'envie de prendre soin de soi.

Et pourtant, pour fabriquer ses propres cosmétiques ou accéder à des médecines douces, nous n'avons pas toutes les mêmes ressources en termes de temps et d'argent. Sans compter qu'à cela s'ajoutent les frais de la vie courante, paiement du loyer, des courses, des transports, alors que la vie professionnelle des patientes se retrouve souvent bouleversée. Sans surprise, les femmes ne sont pas toutes égales face au cancer, et les coûts économiques et sociaux impactent d'autant plus les patientes les plus précaires.

36. *Op. cit.*, p. 38.

6
LA DOUBLE, TRIPLE OU QUADRUPLE PEINE

« Je crains la double peine,
à savoir non seulement être malade,
mais en plus être sanctionnée financièrement. »

Thérèse

« S'agissant des femmes, en particulier,
et des femmes atteintes d'un cancer du sein,
pour moi, la triple ou quadruple peine,
je ne sais même plus à quelle couche on peut en être,
c'est celle qui concerne les femmes en charge
d'une famille monoparentale. »

Anne-Sophie Tuszynski

Au fil de nos recherches sur les conséquences sociales du cancer du sein, la liste des difficultés auxquelles les patientes sont confrontées n'a cessé de s'allonger : baisse de revenus, dépenses supplémentaires, difficultés de maintien de l'emploi, tout en continuant, toujours, à porter les charges affectives et sexuelles au sein des familles. À l'intersection des discriminations validistes[1] et du sexisme, ces situations injustes deviennent comme des doubles, triples ou quadruples peines.

Quand la maladie précarise

Le labyrinthe des démarches

Arrêt de travail, ALD, mi-temps thérapeutique, RQTH[2]... Dès l'annonce du cancer, les patientes n'ont d'autre choix que de se familiariser avec ce jargon administratif. Et souvent, elles doivent le faire seules.

> « À aucun moment on ne m'a proposé un accompagnement administratif ou social. J'ai appelé l'assistante sociale au bout de six mois, pour demander un rendez-vous parce que je galérais avec mon travail, je galérais avec mes papiers, je galérais, quoi ! Et on m'a répondu que ma situation n'était pas assez critique. Elle était trop débordée, et je n'étais pas assez en galère, quoi. D'accord, c'est l'hôpital. Mais à aucun moment

1. Le validisme renvoie à une conception de la société où la norme des corps exclut les corps handicapés, les considérant comme inférieurs. Voir « Le validisme : entretien pour l'Iresmo », Elena Chamorro, www.clhee.org, 25 octobre 2020.

2. Reconnaissance de la qualité de travailleur·se handicapé·e.

on ne m'a proposé un accompagnement sur le retour à l'emploi. On m'a proposé des accompagnements psy, mais qui n'étaient pas à mon goût. Et jamais rien au niveau de la douleur, alors que ça existe. Il y a des groupes qui existent, mais on ne m'en a jamais parlé. J'ai pourtant passé ma vie à l'hôpital, quand même. J'ai une des formes de la maladie les plus compliquées : je suis quand même le public parfait pour ça ! Mais non, à aucun moment on ne m'a proposé d'atelier de gestion de mes thérapies, par exemple. Parce que c'est tout un truc, ça aussi, toute une organisation de savoir comment bien prendre ses médicaments, ne pas les oublier, à quel moment, quelles sont les interactions médicamenteuses, les interactions avec les compléments alimentaires ou la nourriture… J'ai dû faire toutes mes recherches toute seule, avec un hôpital qui soit me donnait des informations contradictoires, soit refusait même de répondre à mes questions. » (Juin 2018)

Et lorsqu'elle obtient enfin un rendez-vous avec une assistante sociale, celui-ci n'est pas concluant :

« Je sors d'un rendez-vous avec l'assistante sociale de la Sécu. Oh là là, quelle cata. Elle n'y connaissait rien et quand j'ai fini par lui demander ce que je faisais à ce rendez-vous, elle m'a répondu que j'avais raison de lui poser la question, et qu'elle n'en savait rien. Au moins, j'ai récupéré mon dossier MDPH qui selon elle sera traité entre six mois et un an après l'envoi. LOL. Je vais demander à voir une assistante sociale de la médecine du travail. Elle sera plus compétente… Ce n'est pas dur, en même temps ! » (Novembre 2018)

En plus de devoir encaisser le choc de l'annonce de la maladie et la fatigue liée aux traitements, la recherche d'informations monopolise beaucoup de l'énergie des patientes. Comment parler du cancer sur son lieu de travail ? Quel va être l'impact des arrêts de travail sur ses revenus ? À quelles aides a-t-on droit ? Mylène, que nous avons rencontrée pour le podcast, a pu avoir, contrairement à Maëlle, une interlocutrice qui l'a guidée dans toutes ses démarches. L'infirmière d'annonce a non seulement répondu à ses interrogations sur la chimiothérapie, mais l'a aussi aidée à contacter les bon·ne·s interlocuteur·rice·s pour trouver une place en crèche pour son enfant, l'aiguillier vers des aides financières, un centre de soins, etc. « Je pense être hyper chanceuse, explique-t-elle, parce que j'ai rencontré les bonnes personnes qui ont su me dire : “Ben, tiens, là, vas-y, va demander ça.” La dame de la PMI et la directrice de crèche ont pris à cœur notre situation, et à partir du moment où mon fils a été en crèche, ça a été une délivrance. Je me suis dit : “C'est bon, ça va, lui, il est bien, il est tranquille. Je vais pouvoir souffler.” Parce que mon fils avait un an, il fallait qu'il puisse jouer, s'amuser, s'éveiller. Il ne fallait pas qu'il passe sa journée avec sa mère allongée la moitié de sa journée dans le canapé, l'autre moitié dans son lit ».

Mais les démarches sont chronophages, avec de nombreux allers-retours entre les administrations et l'hôpital, pour pouvoir compléter le dossier. Mylène ajoute : « J'ai commencé la chimio le 1er août. C'est tout un truc de passer l'été à l'hôpital : les services sont fermés. Après, quand tout s'est remis en place, il a fallu régulariser la situation par rapport au travail, me mettre en arrêt longue maladie, tout le temps demander des certificats médicaux à mon oncologue, etc. Trouver un médecin traitant pour demander des aides, aussi. Demander des fiches de paie, des charges, des quittances, des certificats médicaux. Et je voulais aussi avoir de l'aide pour la maison. Pareil, c'est compliqué. Mes dossiers faisaient tous un centimètre d'épaisseur ! Ça a été super long pour tout mettre en place, et c'est vrai que c'est con, mais quand on est malade, gérer le côté administratif en plus, pour moi, c'était pire que d'aller me promener. Je préférais aller faire un tour, même si je rentrais fatiguée, que de faire ça. »

Maëlle disait souvent qu'elle n'avait pas le temps. Pas de temps à perdre avec les démarches administratives, pas le temps d'attendre toute la journée à l'hôpital pour obtenir un document, pas le temps de répondre aux attentes autour de sa féminité. Son temps, elle le voulait pour elle, pour faire ce qui avait du sens à ses yeux et qui ne lui prenait pas toute sa précieuse énergie : lire, aller au cinéma, voir des amies, voyager, préparer l'écriture d'un livre, réaliser le podcast. Tant qu'elle l'a pu, elle a effectué les démarches administratives elle-même, se déplaçant à vélo pour éviter la foule du métro avec son système immunitaire fragile. Puis sa famille et ses ami·e·s ont pris le relais. C'est son amie Jana, par exemple, qui a fini par remplir avec elle le dossier de RQTH auprès de la maison départementale des personnes handicapées (MDPH), qui lui avait été enfin remis en juillet 2019 par l'assistante sociale de l'hôpital, simplement renseigné avec ses nom, prénom et date de naissance…

Dans ce dossier, les patient·e·s doivent fournir des informations médicales sur leur maladie et expliquer de nouveau leur situation, ce qui est difficile. Dans une société qui stigmatise le handicap, Anne-Sophie Tuszynski, fondatrice de l'association Cancer@Work, analyse pourquoi ce dossier – crucial pour améliorer la vie des patientes sachant que le montant des prestations peut s'élever jusqu'à 900 euros par mois – est si compliqué à remplir : « Je pense que nous avons autant de représentations à déconstruire sur le sujet du handicap que sur celui de la maladie. Aujourd'hui, quand j'évoque à des personnes malades cette possibilité qui est offerte et qui permet d'aménager les conditions de travail dans la durée, souvent, elles me disent : "Je suis malade et pas handicapée." Ça en dit long sur les représentations qu'on peut avoir du handicap. Il faut avoir en tête qu'une reconnaissance de qualité travailleur handicapé qui donne un acronyme barbare, la RQTH. C'est temporaire, c'est statutaire, mais c'est une vraie clé pour adapter ses conditions de travail, et donc augmenter ses chances de rester dans l'emploi[3]. » Pour préparer le dossier de RQTH de Maëlle, Jana a dû se déplacer afin d'obtenir des réponses à ses questions : « Au téléphone, je suis tombée sur quelqu'un qui ne voulait absolument pas me répondre et qui, du coup, n'arrêtait pas de me dire : "Mais il faut qu'elle m'appelle, qu'elle m'appelle". J'avais beau lui expliquer que Maëlle était très malade et qu'elle ne pourrait pas appeler, c'était impossible de lui faire comprendre. Il a fini par me raccrocher au nez. »

Pour que les patientes puissent jouir de leurs droits, il ne suffit pas de leur signaler que ces droits existent. L'accès à l'information est sinueux et les obstacles bureaucratiques à l'obtention des droits sont nombreux. En 2019, le délai moyen de traitement d'une demande de RQTH était de 4,4 mois,

3. Rappelons ici que la loi exige que les entreprises de plus de vingt salarié·e·s accueillent 6 % de personnes handicapées (source : www.travail-emploi.gouv).

en augmentation de quinze jours par rapport à 2018[4]. Celle de Maëlle a été traitée plus rapidement (deux mois), mais la réponse est arrivée après son décès. Thérèse, que nous avions rencontrée pour le podcast, nous expliquait pourquoi cette situation lui paraissait profondément injuste : « Aujourd'hui, à travers la maladie, ce qui me révolte par rapport à l'administration, c'est toujours ce sentiment d'injustice : il est totalement injuste de devoir se battre pour la simple obtention de ses droits parce que c'est un parcours du combattant d'avoir la bonne information de la bonne personne au bon endroit. Rien que ça. »

Les patientes se démènent avec ces contraintes comme elles le peuvent : avec l'aide d'une amie, pour Maëlle, avec le soutien de son oncologue, pour Mylène. Cette dernière suggère d'ailleurs de préparer un dossier sur son ordinateur avec une copie de « tous les justificatifs de domicile, carte d'identité, revenus, feuilles d'impôts, etc. Et puis, ne pas hésiter à demander – parce que moi, je sais qu'au bout d'un moment, j'avais un peu honte – de tout le temps demander des certificats médicaux à mon oncologue. Et faire des photocopies des certificats médicaux. »

Faire face à la baisse de revenus

Au bout du labyrinthe des démarches, les patientes entrevoient parfois le soutien financier dont elles ont besoin pour se maintenir à flot, même si 60 % des personnes atteintes d'un cancer subissent une baisse de revenus. Celle-ci est due

4. « Repères statistiques n° 17 : L'activité des MDPH en 2019 », www.cnsa.fr, décembre 2020.

aux frais qu'entraîne la maladie et aux arrêts de travail qui ne sont pas toujours compensés[5]. Parmi les nouvelles dépenses, les produits esthétiques et soins de supports[6], mais aussi des frais médicaux. Souvent, les personnes qui ont une maladie chronique n'ont d'autre choix que d'appeler SOS Médecins, dont le déplacement peut-être facturé jusqu'à 70 euros. Cela a été le cas pour Maëlle qui devait payer ces tarifs malgré son ALD : seul un médecin (en trois ans) a tenu compte de ce statut et l'a dispensée de ces frais. Les personnes qui ont un cancer ont également des dépenses liées à leurs déplacements en taxi. En effet, si les hôpitaux fournissent des bons de transport pour les rendez-vous de chimiothérapie, les autres déplacements (rendez-vous administratifs, pharmacie, etc.) restent à la charge des patient·e·s.

De plus, si la perte de revenus touche les femmes et les hommes, les femmes sont déjà, en moyenne, dans des situations plus précaires que les hommes. D'abord, parce qu'elles gagnent moins (en France, l'écart du revenu salarial annuel moyen entre hommes et femmes est de 28,5 %[7]), ensuite parce qu'elles se retrouvent souvent en temps partiel (qui est quatre fois plus fréquent chez les femmes), souvent pour la garde des enfants du couple. Cet écart de revenus impacte les femmes tout au long de la vie, puisque certains droits sociaux (comme la pension d'invalidité) ou les retraites sont calculés sur les revenus, pénalisant ainsi celles qui ont consacré une partie de leur vie au travail domestique gratuit ou au travail non

5. Selon une étude diffusée le mardi 18 mars 2014 par la Ligue contre le cancer.

6. Voir chapitre 5.

7. Simon George-Kot, « Écarts de rémunération femmes-hommes : surtout l'effet du temps de travail et de l'emploi occupé » (statistiques 2017), 18 juin 2020, www.insee.fr.

rémunéré et non déclaré auprès d'un conjoint indépendant. Par ailleurs, ce déséquilibre peut rendre difficile la décision de se séparer de son conjoint. Ainsi, Thérèse nous racontait être heureuse d'avoir quitté son ex-mari quelques années après le diagnostic de son cancer du sein, mais appréhender la solitude économique : « C'est moi qui suis partie. Comme c'est quelqu'un d'extrêmement colérique et violent, verbalement et psychologiquement, j'avais peur. J'ai fini par y arriver et j'en suis ravie, enchantée. Ça ne me pose pas de problème d'être seule, affectivement. Ce qui m'angoisse, c'est d'être seule financièrement. [...] Je crains la double peine, à savoir non seulement être malade, mais en plus être sanctionnée financièrement. Je n'ai plus de mutuelle, *a priori*, ni de prévoyance à partir du 30 juin de cette année, puisque je bénéficie juste de la portabilité pendant un an. Si je me retrouve avec 50 % de mon revenu, ce n'est pas possible, parce que j'ai encore mon crédit. Sur l'aspect administratif, c'est la double peine. On est malade, et en plus, on est dans la merde. »

Une autre forme de discrimination administrative qui touche toutes les personnes ayant (eu) un cancer est la quasi-impossibilité d'emprunter. La Ligue contre le cancer propose le service aide et conseil à l'emprunt (AIDEA[8]) qui conseille gratuitement et anonymement sur les assurances emprunteur. Certaines des personnes que nous avons rencontrées pour le podcast avaient contracté un prêt juste avant d'apprendre qu'elles avaient un cancer. C'est le cas d'Anne-Laure qui nous a confié : « À une semaine près, on n'aurait pas pu acheter la maison. » D'autres s'interrogeaient sur les frais qu'entraînerait une assurance supplémentaire à celle obligatoire avec leur

8. « Pour vous aider dans vos démarches », www.ligue-cancer.net.

crédit, ou étaient prêtes à prendre le risque de ne pas déclarer leur maladie…

Pour faire face aux nouveaux frais et à la perte de revenu, certaines mutuelles prennent en charge des heures de ménage, d'autres ont un volet « action sociale » que peuvent solliciter les patient·e·s, tandis que des structures employeuses comme l'Éducation nationale ont des aides dédiées. Les patientes qui le peuvent font aussi appel à leur entourage pour les aider à traverser cette période. Maëlle a pu compter sur ses parents pour compenser l'irrégularité de ses revenus tout au long de sa maladie et pouvoir vivre décemment, mais elle était bien consciente que beaucoup de femmes n'avaient pas cette chance, célibataires, chômeuses, travailleuses précaires avec des enfants à charge, ou encore autoentrepreneures et sans aide possible de la part de leurs proches…

Les complications logistiques et géographiques

À ces différences de statut s'ajoute l'inégal accès aux soins en fonction du lieu d'habitation. Les centres d'oncologie et souvent d'imagerie numérique, par exemple, sont situés en zone urbaine, ce qui implique des déplacements coûteux en temps et en énergie pour les patient·e·s qui habitent en zone rurale. Coûteux aussi financièrement, car malgré l'existence de bons de transport, ceux-ci ne sont pas faciles à utiliser (retards, temps d'attente, indisponibilités), ce qui pousse nombre de patient·e·s à payer eux ou elles-mêmes des taxis. Ainsi, à l'annonce de son cancer, Mylène a convaincu son conjoint de retourner vivre en ville : « Je n'avais pas envie de faire tous les allers-retours en voiture parce qu'après la chimio, on est vaseuse et on a envie de vomir. Pour moi, en tout cas, les trajets en voiture, ça n'était pas possible. Et puis, en radiothérapie, comme c'est tous les jours, je n'avais pas envie de faire une heure de voiture par jour, juste pour y aller. »

Ces dépenses sont décuplées pour les personnes habitant dans les départements et territoires d'outre-mer et qui se font soigner sur le continent. Nathalie Chillan est régulièrement sollicitée sur ce sujet : « À partir du moment où vous quittez la Martinique pour vous faire soigner à Gustave-Roussy, à Curie ou ailleurs, il y a une problématique financière et une problématique de logement qui s'ajoutent alors que vous êtes fragilisée. » Elle nous expliquait que se déplacer loin de son domicile pour se faire soigner demande de nombreux ajustements. « Ça demande une réorganisation familiale parce que tout le monde ne peut pas avoir son mari et ses enfants qui suivent. [...] Cela a aussi un coût financier. Il faut partir, il faut penser à l'hébergement, etc. Beaucoup de femmes qui nous appellent et nous disent : "Je veux partir me faire opérer, mais est-ce que vous avez des adresses d'hébergement ?" Ça ne convient pas toujours, c'est trop loin... Il y a plein de problématiques qui se posent du fait de notre insularité. »

Et ces déplacements ont également un coût affectif pour les femmes qui suivent leur parcours de soins loin de leurs proches.

Des malades sous haute surveillance administrative

Si certaines personnes sont obligées de parcourir de longues distances pour accéder aux soins, tous les autres motifs de déplacement hors du département doivent faire l'objet d'un accord préalable de la CPAM. Sur le même principe que pour l'arrêt de travail, les personnes reconnues avec des affections de longue durée (ALD) doivent motiver leur demande de sortie du département pour évaluation par les médecins-conseils de leur Cpam, avec le formulaire « Demande de sortie durant votre arrêt de travail[9] ». Elles doivent ainsi détailler les motifs du déplacement et déposer la demande au minimum quinze jours avant. Et celle-ci est loin d'être systématiquement approuvée.

En 2019, Laëtitia a déposé deux demandes pour sortir de son département. L'une lui a été refusée parce qu'elle avait fait sa demande quatorze jours avant au lieu des quinze jours requis, l'autre, pour aller voir sa mère malade, lui a été accordée « à titre exceptionnel, parce qu'elle n'était pas dans les délais ». Ne souhaitant pas s'exposer à des sanctions (baisse ou suppression des indemnités journalières, donc baisse de revenus), elle n'a eu d'autre choix, face au refus de sa première demande, que d'annuler son déplacement. Alors que les réactions aux chimiothérapies peuvent varier et que les patientes vivent au jour le jour, planifier des déplacements, même quinze jours à l'avance, est parfois impossible. C'est Danièle Sigonneau, la mère de Maëlle, qui m'a parlé de ce dispositif qui s'apparente à de la privation de liberté et qui est particulièrement contraignant pour les personnes en arrêt de longue durée : « Il est reconnu, dans cette maladie, que les soins vont être très, très longs, et malgré ça, on dit aux patients vous devez demander l'autorisation de sortie à votre caisse [d'assurance maladie]. Et en plus, comme le faisait remarquer une de mes amies qui est dans ce cas-là, ce n'est pas parce

9. Disponible sur www.ameli.fr.

que tu demandes l'autorisation que tu l'obtiens. Je trouve ça absolument inhumain qu'on prive de liberté des gens qui sont extrêmement malades et qui en ont besoin. On n'arrête pas de bassiner les patients au sujet du bien-être : c'est important pour vous de faire du yoga, d'utiliser tel produit de beauté, ça vous fera du bien au moral… Et à côté, on leur dit non, vous n'avez pas le droit de sortir du département pour voir de la famille ou des amis à l'extérieur. Pour moi, c'est une privation de la liberté du malade. C'est infantilisant. C'est la double peine : t'es malade, et en plus, on peut t'empêcher de sortir. »

Maëlle a fait fi de cette contrainte et a voyagé en France et à l'étranger, avec l'accord de son oncologue. Tout comme d'autres patientes. Nadège, une amie de Danièle, lui confiait : « Je ne me suis même pas posé la question ni ne l'ai posée à personne. J'ai bougé pendant mon arrêt. » Mais des femmes qui ont un crédit à rembourser, des enfants à charge ou avec des formes moins avancées de la maladie ne prendront pas forcément le risque de perdre une partie de leurs indemnités.

Des violences amplifiées

En plus de la précarité administrative et de la perte de revenus que le cancer provoque, les patientes sont également plus vulnérables aux violences physiques, dans le milieu médical[10] mais aussi au quotidien. Les traitements affaiblissent les patientes, et le cancer métastatique, en particulier, provoque des douleurs qui peuvent être handicapantes. Or, les femmes handicapées sont plus susceptibles de subir des violences

10. Voir chapitre 2.

physiques ou sexuelles de la part d'un partenaire : c'est le cas pour 34 % d'entre elles, contre 19 % pour les autres femmes[11].

La psychanalyste Emmanuelle Caillon, spécialisée dans les troubles psychosomatiques, a organisé des groupes de parole avec des femmes ayant un cancer. Lorsque nous l'avons rencontrée pour le podcast, elle nous a décrit qu'au cours de ces groupes de parole, les participantes ont mis les mots sur une expérience commune de maltraitance de la part de leur entourage qu'elles ne conscientisaient pas comme telle auparavant : « Souvent, c'est une espèce de maltraitance un peu sourde, dont elles ne se rendaient compte que parce qu'elles avaient mal. Auparavant, quand un membre de la famille les bousculait dans la maison, à un passage de porte, par exemple, elles pensaient que c'était juste de la maladresse. » Elle a ainsi pris l'exemple d'une femme dont le fils d'une dizaine d'années, qui savait qu'il ne fallait pas toucher le haut du corps de sa mère (bras, épaule), sautait systématiquement sur elle lorsqu'elle était assise sur le canapé.

Mais les proches, qui savent que leur compagne, mère, sœur, fille est en situation de fragilité, peuvent aussi y être très attentifs. Comme nous le racontait la femme d'Anne-Laure : « J'ai très peur de lui faire mal, en fait. Si je fais un faux mouvement, incontrôlé, ce qui peut arriver parfois, j'ai peur que mon bras parte mal, et de lui donner un petit coup dans la poitrine et de lui faire mal. C'est vraiment ma plus grosse angoisse. »

11. D'après une étude de l'Agence des droits fondamentaux de l'Union européenne citée dans *Notre corps, nous-mêmes*, *op. cit.*, p. 344.

Par ailleurs, après les séances de chimiothérapie, il peut être impossible de faire autre chose que de rester au lit : non seulement les femmes ne sont plus aptes à faire ménage, courses, cuisine, soins, etc., mais il faut que les autres membres du foyer s'occupent d'elles, ce qui renverse les relations familiales existantes. Le manque de disponibilité des femmes pour les autres et leur vulnérabilité physique finissent par leur être reproché, créant de nouvelles formes de violence au sein de la famille[12].

Ces maltraitances, qui ne se limitent malheureusement pas à la sphère domestique, ont également lieu dans la sphère professionnelle.

Un monde du travail inadapté

L'annonce d'un cancer entraîne dans la plupart des cas des arrêts maladie ou des aménagements professionnels qui peuvent impacter les revenus et engendrer de grandes angoisses. Qui va payer le salaire ? Et surtout quand ? Les patientes se retrouvent alors perdues face à des entreprises qui ne sont pas formées à la question et un accompagnement administratif souvent très superficiel.

---

12. Le collectif handiféministe Les Dévalideuses a compilé des exemples de violences spécifiques faites aux femmes handicapées pour la marche Nous Toutes du 22 novembre 2019 contre les violences sexistes et sexuelles. Repris dans *Notre corps, nous-mêmes* (p. 343), ce texte est également disponible sur la page Facebook de Nous Toutes 35.

La prise en charge sociale des jeunes patient·e·s

Pendant les trois ans et demi de sa maladie, le parcours professionnel de Maëlle a connu de nombreux changements : salariée cadre en CDI à temps plein au jour de son premier arrêt, puis en temps partiel thérapeutique, de nouveau en arrêt, puis à mi-temps thérapeutique et enfin en CDI à mi-temps et en invalidité. Chacun de ces changements s'est accompagné de questions dont les réponses étaient souvent longues à venir, parfois à cause de réticences d'un·e supérieur·e hiérarchique, d'interlocuteur·rice·s insuffisamment formé·e·s ou de délais de mise en place. Cette situation a généré un stress important, avec une angoisse permanente sur le maintien ou non de ses revenus pour pouvoir faire face non seulement à ses dépenses habituelles, mais aussi aux dépenses supplémentaires dues à la maladie.

Si l'on ne regarde que les chiffres, Maëlle a conservé au moins 90 % de son salaire du début de sa maladie. Mais la poursuite de sa vie professionnelle, même quand elle était trop fragilisée par la maladie, a été pour elle une lutte permanente pour garder la tête hors de l'eau et ne pas tomber dans la précarité financière qu'elle redoutait. C'est ce qu'elle exprime très clairement dans le courrier qu'elle a adressé en janvier 2019 à une personne de la Ligue nationale contre le cancer à l'appui d'une demande d'aide ponctuelle :

> « Bonjour,
> J'espère que tu vas bien !
> Suite à notre conversation, voici le détail de ma situation en tant que jeune femme atteinte d'un cancer chronique qui passe de force en invalidité ce mois-ci. J'espère que

mon exemple pourra aider à faire avancer les discussions nécessaires sur la prise en charge sociale des jeunes patients chroniques.

J'ai 33 ans et j'ai été diagnostiquée en janvier 2016 d'un cancer du sein métastatique. Je suis éditrice, salariée, et j'étais en CDI depuis un an et un jour à la date de mon premier arrêt : ces 24 heures supplémentaires m'ont permis d'avoir accès à la prévoyance qui a complété mes IJSS[13] pendant mes arrêts. C'est une chance inestimable, et nombre de jeunes travailleurs atteints de cancers ne l'ont certainement pas, étant bien plus souvent en CDD ou au chômage.

Depuis trois ans, je suis en mi-temps thérapeutique. J'ai connu une période de quelques mois d'arrêt complet au milieu [mais] j'ai passé la grande majorité de mon parcours de patiente à travailler, entre mes soins.

J'ai été convoquée en novembre dernier par le médecin-conseil de la Sécurité sociale qui m'a signalé mon passage automatique en invalidité catégorie 1 à compter du 6 janvier 2019. Il m'a signalé que, malgré la lourdeur de mes soins, si je devais être de nouveau arrêtée, je ne toucherais pas d'IJSS. J'ai évoqué les difficultés financières et de statut que ce passage en invalidité risquait de générer pour moi : il devenait désormais possible pour mon employeur de me licencier au motif de ce statut, ce qui accentue la vulnérabilité de ma situation. Mais il n'a pas été possible de le convaincre.

J'ai depuis reçu la notification du montant provisoire de ma pension. Celle-ci est calculée sur la base de 30 % de mes dix meilleures années de travail. Étant donné

13. Indemnités journalières de Sécurité sociale.

mon jeune âge, ce sont non seulement les seules années travaillées mais elles sont aussi très inégales (stage, temps partiels, tout petits salaires…) J'arrive donc à une pension annuelle de 6 300 euros brut. Il est bien évidemment impossible de vivre avec un si petit revenu, d'autant plus que je suis célibataire et donc seule source de revenus. Je suis donc contrainte de travailler même dans les périodes de grande fatigue, mais qu'à mi-temps. Encore une fois, cela ne constitue pas une source de revenus suffisante. J'espère que le système de prévoyance de mon entreprise compensera entièrement la perte de revenus mais je n'en suis pas certaine.

Par ailleurs, le passage en invalidité complique la réalisation et la rémunération de projets professionnels annexes. Je suis autrice d'une série de podcasts et d'un livre en 2019. Mais le statut d'invalidité me contraint à déclarer tous mes revenus : les droits d'auteur qui me seront accordés pour ces projets viendront annuler ma pension[14]. Ce dispositif décourage donc toute tentative de participer à la création de valeurs pour une société à laquelle je désire pourtant contribuer. Il est pour moi évident que ni le mi-temps thérapeutique, qu'il faut renouveler tous les trois mois et qui ne garantit pas le maintien à 100 % des revenus, ni l'invalidité ne sont des solutions adéquates à la situation des patients jeunes, en capacité et en volonté de travailler. Nous avons besoin de nous sentir protégés sur le long terme, de maintenir nos revenus souvent faibles, de pouvoir les augmenter par des sources de revenus annexes (car être malade, ça

14. « Le versement de votre pension d'invalidité peut être suspendu si, pendant six mois consécutifs, le cumul de votre pension d'invalidité et de vos revenus dépasse votre ancien salaire perçu avant l'arrêt de travail pour invalidité. » (Source : www.ameli.fr.)

> coûte cher) et de bénéficier de souplesse dans nos postes pour nous adapter aux imprévus liés à notre maladie.
> J'espère que tout ceci est clair, n'hésite pas à me recontacter si tu souhaites plus de détails.
> Encore merci pour ton aide, à bientôt,
> Maëlle »

Le parcours de la combattante

En 2016, quelques mois après le début des traitements, Maëlle avait envie de rejoindre un collectif indépendant d'édition. Elle pensait pouvoir bénéficier dans ce cadre d'un statut de « free-lance » qui lui permettrait d'organiser sa vie professionnelle avec plus de souplesse que chez son employeur du moment. Dans un message à son ami Simon, elle écrivait ceci :

> « Ça m'intéresse trop ! Mais il faut que je me renseigne sur la couverture des indépendants. Ça risque d'être compliqué, car j'ai notamment besoin d'une bonne couverture santé, mais ça ne me paraît pas impossible. Et c'est stimulant, comme projet ! »

Du coup, elle ne donnera pas suite à ce projet. Maëlle avait beau travailler dans une grande entreprise, aucune des personnes avec lesquelles elle a été en contact les premiers mois (ressources humaines, direction) n'a pu lui apporter de réponse claire sur ses droits et sur la manière dont allait se dérouler l'aménagement de son temps de travail. Face à une maladie chronique évolutive qui demande de la souplesse, l'entreprise en a manqué les premiers mois. Alors que Maëlle avait manifesté, à peine un mois après le début de son arrêt, sa volonté de revenir au travail en mi-temps thérapeutique, et que son management et le médecin du travail étaient d'accord, il a tout de même fallu presque trois mois pour que cette demande aboutisse, évoluant après négociations vers un tiers-temps puis, finalement, un quart-temps.

En septembre 2017, Maëlle a participé à un « job dating » organisé par l'association Cancer@Work[15]. Dans son interview vidéo pour Allo Alex[16], la plateforme de l'association qui répond aux questions sur les maladies au travail, elle partageait son envie de continuer à travailler :

> « Je suis à l'écart du monde professionnel depuis deux ans, depuis mon diagnostic, et j'aimerais retravailler. J'avais aussi envie de partager avec d'autres malades, avec des gens qui sont passés par ce que je traverse. Donc ma question, la voilà : je suis malade et j'aimerais bien travailler, comment on fait ? »

Conformément à la convention collective de son entreprise, Maëlle a pu bénéficier dans un premier temps du maintien de son salaire pendant son arrêt car elle était alors dans l'entreprise depuis plus d'un an. Ensuite la mise en place de son mi-temps thérapeutique a pris du temps, parce que l'employeur n'avait pas la certitude que la Sécurité sociale lui verserait bien (subrogation) les indemnités journalières (IJSS) auxquelles le patient a droit. C'est pourtant une procédure très classique (pour les arrêts maladie et de maternité, et les temps partiels thérapeutiques) : l'employeur ne rémunère que

---

15. www.canceratwork.com.

16. www.alloalex.com, 12 octobre 2017.

les heures réellement effectuées par le ou la salarié·e et le reste (IJSS) lui est adressé directement par la Sécurité sociale. Cela permet à l'employé·e d'avoir un seul interlocuteur et un paiement identique à celui précédant son arrêt.

Lorsque l'entreprise cotise à un organisme de prévoyance (obligatoire seulement pour les cadres) et lorsque l'arrêt maladie dépasse 180 jours, la prévoyance prend le relais du maintien par l'employeur – là aussi, Maëlle, en tant que cadre, n'aurait pu en bénéficier si elle n'avait pas eu plus d'un an d'ancienneté. La prévoyance, une prestation compensatoire pour pallier la diminution de salaire due à l'impossibilité de travailler, est financée par les cotisations sociales (prélevées sur la paie des catégories de salarié·e·s pour lesquel·le·s l'employeur cotise). Ce mécanisme exclut donc les professions libérales, les agriculteur·ice·s et les personnes en contrat à durée déterminée. Pour les fonctionnaires, la rémunération est de 100 % pendant trois mois, puis de moitié pendant neuf mois. Après un an d'arrêt, un comité médical statue sur la reprise éventuelle du travail, et d'autres mécanismes peuvent être mis en place, mais l'arrêt n'est plus possible. C'est dans la crainte d'une récidive de son cancer du sein que Mylène n'a utilisé que six mois d'arrêt, alors qu'elle ne se sentait pourtant pas en état de reprendre le travail.

Pendant les échanges qui dureront plusieurs mois, Maëlle réalise à quel point son entreprise est mal organisée et n'a rien anticipé pour prendre en charge sa situation. Les contenus des mails qu'elle a échangés avec les ressources humaines donnent l'impression que c'est la première fois que le service est confronté à des questions sur l'aménagement du temps de travail et le maintien de salaire. À sa reprise du travail, elle brave ensuite un enchaînement de micro-agressions : une personne a été embauchée à sa place en CDI (on recrute en général en CDD pour remplacer une personne malade), comme si sa manager ne souhaitait ou ne pensait pas la voir revenir. Ensuite, malgré l'accord obtenu de son entreprise pour un temps partiel thérapeutique en télétravail, une clause dans son contrat prévoit qu'elle doit se déplacer pour les réunions. Enfin, les relations avec sa supérieure hiérarchique, déjà tendues avant l'annonce de sa maladie, ne s'arrangent pas : la charge de travail qui lui est attribuée et les délais impartis sont incompatibles avec son quart-temps (8 heures 45 par semaine), qu'elle dépasse donc de fait.

Côté prévoyance, Maëlle n'obtiendra d'explications claires des ressources humaines sur ses droits et les dates des versements (le montant peut varier à cause d'un décalage de paiement) que près d'un an et demi après son premier arrêt. En janvier 2019, après trois ans d'arrêt, elle n'a plus droit au mi-temps thérapeutique : une pension d'invalidité lui est attribuée et elle demande un temps partiel à son employeur qui ne paiera que les heures effectivement travaillées. La Sécurité sociale ne verse plus d'indemnités, ses revenus reposent donc sur son salaire à mi-temps et sur la prévoyance de son employeur pour compléter sa pension d'invalidité. Elle peut également compter sur le soutien financier de ses parents le temps que les indemnités journalières prévoyance se débloquent. Celles-ci ne lui seront versées qu'en juin 2019, de façon rétroactive, mais entre-temps, les factures et le loyer ont dû être payés.

La pension d'invalidité permet de souffler face à d'autres pressions, comme nous le racontait Thérèse : « L'invalidité, c'est aussi le moyen de me dégager de la pression de Pôle emploi, parce que moi, c'est l'inscription au chômage qui m'a rendue malade. Le facteur de stress le plus important de l'année dernière, ce n'est pas d'avoir largué mon mec, mais de m'être inscrite au chômage. »

Cependant, les modalités de calcul de cette pension sont particulièrement injustes, surtout pour les femmes jeunes et en début de carrière, comme l'explique Maëlle dans son courriel à la Ligue. En janvier 2016, Maëlle avait seulement 30 ans. Dix ans auparavant, elle était étudiante, puis a commencé à travailler vers 24 ans en alternant des périodes de chômage avant de signer son CDI à 29 ans : la pension de Maëlle s'élevait ainsi à 525 euros brut par mois.

La prévoyance complétait ces montants en se basant sur son salaire de référence avant son arrêt maladie (et à 90 %), un calcul qui ne prend en compte ni l'inflation ni les évolutions de salaire qui ont lieu en particulier en début de carrière. La logique est celle d'un « maintien » (« combien gagnait la personne avant ») pas d'une évolution (« combien gagnerait-elle aujourd'hui si elle n'avait pas été en arrêt »), ce qui pénalise les plus jeunes. Enfin, chaque trimestre, Maëlle devait déclarer tous les salaires et indemnités perçus, et sa pension d'invalidité pouvait être revue à la baisse en cas d'autres revenus. Une logique qui contribue là aussi au maintien dans la précarité[17].

17. Une autre allocation maintient non seulement les personnes dans la précarité, mais aussi dans des relations de dépendance : le calcul de l'allocation adulte handicapé·e (AAH), comme les autres droits sociaux, n'est pas individualisé mais prend en compte les revenus du foyer. Se mettre en couple fait ainsi souvent perdre cette allocation, créant une relation de dépendance financière. En 2021, le gouvernement a refusé de voter sa déconjugalisation malgré le vote favorable du Sénat et de l'Assemblée nationale en 2020.

Soutenir les entreprises dans l'accompagnement des malades

Pour continuer à travailler, beaucoup de patientes doivent se confronter à un véritable parcours d'obstacles. C'est ce qui a incité Anne-Sophie Tuszynski à fonder l'association Cancer@Work, un club d'entreprises qui agit autour des questions du cancer et des maladies chroniques au travail. Lors de notre rencontre, elle décrivait les particularités des maladies chroniques, qui touchent les personnes pendant qu'elles sont encore actives professionnellement : « Ce n'est pas qu'une maladie de l'âge, le cancer, puisque la moitié [des personnes atteintes] travaille. La maladie a une particularité dans le monde du travail, c'est qu'elle n'existe pas. Quand on est malade, on est en arrêt maladie, et quand on revient au travail, on est guéri, bien portant, ultraperformant, prêt à relever tous les défis que nous impose l'entreprise. La réalité est un peu différente. Grâce aux progrès thérapeutiques et parce que la durée de vie au travail s'allonge, on est de plus en plus nombreux à vivre et à travailler avec un cancer, une maladie grave ou une maladie chronique. »

Tous les trois ans, Cancer@Work publie un baromètre de l'état des lieux du cancer au travail. La première fois, en 2013, 80 % des personnes interrogées considéraient qu'il était difficile de parler cancer au travail, c'est donc le sujet sur lequel l'association a concentré ses actions. « En 2019, explique Anne-Sophie Tuszynski, les derniers résultats du baromètre mettent en avant que plus d'une personne, plus d'un actif sur deux, considère encore que son entreprise devrait mieux accompagner les salariés confrontés à un cancer ou à une maladie grave ou chronique. On peut même, par extension, parler de “fragilité”. Il reste donc beaucoup à faire. Les entreprises sont attendues sur le sujet, c’est indéniable ».

D’après l’enquête « La vie deux ans après le cancer », trois personnes sur dix perdent ou quittent leur emploi dans les deux ans qui suivent le diagnostic de cancer, et plus de 90 % d’entre elles dans les quinze premiers mois[18]. Pour Anne-Sophie Tuszynski, « le cancer renvoie d’emblée à des difficultés, à de la désorganisation, à des coûts, ce qui est le contrepoint essentiel du monde du travail, où tout n’est que *bien-portance*, développement de la performance humaine et économique. Les personnes qui tombent malades ont souvent la crainte d’être jugées comme moins performantes, voire de perdre leur emploi, ce qui complique clairement la levée des tabous ». Et au passage, l’estime de soi, déjà fortement mise à mal par l’annonce de la maladie, en reprend un coup. Certaines personnes ont besoin de s’éloigner de leur entreprise pendant leurs traitements, tandis que d’autres souhaitent continuer à travailler. Cela dépend de chacune, de l’organisation familiale, de l’évolution des traitements et de la maladie, et du type d’emploi. Même si Maëlle souhaitait travailler, son activité n’était pas toujours compatible avec sa situation personnelle, ce qui générait un stress important. En février 2018, entre une IRM et un rendez-vous avec le neurologue, elle écrit à son ami Simon :

> « J’essaie de me reposer sans trop stresser pour le retard que je prends au boulot. »

---

18. Ligue contre le cancer, Observatoire sociétal des cancers. Rapport 2013, publié en avril 2014, disponible sur www.ligue-cancer.net.

En juin 2019, alors qu'elle est hospitalisée et ne peut travailler, elle décide de poser ses jours de congé accumulés depuis trois ans afin de ne pas se mettre en faute vis-à-vis de son employeur. Elle écrit à son amie Juliette :

> « Je viens de poser un mois de vacances. Je pouvais plus du tout bosser. Dégoûtée de poser des congés pour être à l'hosto, mais j'ai pas de meilleure option. »

Nathalie Chillan, pour sa part, a continué à travailler pendant sa chimiothérapie : « J'ai choisi de rester au travail, pas pour des questions financières, mais parce que je suis quelqu'un d'assez actif et je ne m'imaginais pas rester à la maison. J'avais besoin de sortir. J'avais besoin de m'habiller. J'avais besoin de voir du monde. J'avais cette impression que si je continuais à travailler, j'avais du pouvoir sur la maladie et qu'elle ne me dictait pas sa loi, que j'étais capable de gérer encore des choses. »

Pour Anne-Laure, en revanche, travailler n'était pas envisageable : « Je ne me sentais pas capable d'aller au boulot, même s'ils étaient au courant que j'avais un cancer du sein. Je ne voulais pas être vue dans l'état où je pouvais être. Du coup, je cachais énormément mes ressentis, et beaucoup de choses, donc c'était toujours très pesant. Et puis, je ne pouvais pas rester deux heures debout en continu, alors qu'il ne fallait pas que je montre mes faiblesses, il fallait que je montre que j'avais toujours la même force qu'avant. C'est un peu agaçant que les gens pensent qu'une fois qu'on revient au boulot, c'est que tout va bien ou que tout est comme avant, alors que pas du tout ! »

Tout est loin d'être « comme avant » et le cancer entraîne des bouleversements sur tous les plans. Enfin, presque tous :

car même malades, les femmes doivent continuer d'assurer le travail affectif et de soin de leur famille.

La charge affective et sexuelle ne prend pas de vacances

> « Je me sentais coincée, avec pour seules options la figure de la victime ou l'archétype de la *wonder woman* qui gère son cancer comme un projet à ajouter à la liste de ses obligations professionnelles et familiales. Un cancer du sein, ce n'est pas un dossier à gérer. » (Avril 2019)

Au travail, mais aussi chez elles, les femmes qui ont un cancer du sein doivent continuer à remplir les rôles assignés par la société. Nullement ménagées dans le monde professionnel, les femmes n'ont pas toujours le soutien qu'elles pourraient attendre de la part des membres de leur foyer. Les tâches domestiques s'accumulent et elles prennent le risque de s'épuiser avec une santé déjà fragile. La particularité du cancer du sein est qu'il touche de nombreuses femmes encore en activité professionnelle. Il vient donc s'immiscer dans la gestion de l'équilibre entre vie professionnelle et vie familiale, déjà en la défaveur des femmes hors maladie[19].

> « L'image du cancer du sein, c'est la *warrior* de 40 ans, super active, qui continue à bosser avec sa super perruque et qui, coûte que coûte, par la volonté et le

19. Les femmes effectuent 70 % du travail domestique et ont moins de temps libre quotidien que les hommes (2 heures 45 contre 3 heures 20). Les écarts entre les hommes et les femmes se creusent avec l'arrivée des enfants. (Source : *Notre corps, nous-mêmes*, *op. cit.*, p. 150.)

yoga, guérit de son cancer. Mais ferme ta gueule, quoi, c'est pas possible ! C'est une pression terrible sur toutes les femmes qui ont un cancer du sein, parce que c'est le seul cancer qu'on représente de cette manière-là, où on voit des femmes qui continuent d'aller travailler, qui ont une vie amoureuse, qui sortent. Qui ont une vie normale, quasiment normale. Comme on te le présente comme ça, tu te dis que c'est possible et que tu dois donc le vivre comme ça. Et ça, c'est une injonction. Ce n'est pas la même chose que de faire ta propre expérience, comme moi je l'ai faite, et de te rendre compte que : "Ah ben, tiens, les chimios, finalement, c'est pas ce que j'imaginais, c'est galère, et en fait, je peux faire ci mais je peux pas faire ça..." C'est ça, une expérience personnelle, et on ne te laisse pas faire ton expérience personnelle, on te donne des injonctions, des grandes injonctions.
J'ai vu arriver une nana, à l'hôpital, accompagnée de toutes ses copines et vêtue en costume de Wonder Woman. Elle devait avoir 35 ou 40 ans. Tout le monde trouvait ça génial, ça égaie l'hôpital, tout ça. Sauf que pour moi, ça dit vraiment quelque chose : elle a littéralement endossé le costume qu'on lui demandait d'assumer. Et ça a l'air cool, mais ça ne l'est pas du tout. Tu n'es pas un super héros. Tu n'es pas Wonder Woman. Tu es un individu, un être humain qui est malade et qui doit prendre soin de lui, se reposer, suivre des traitements. Et ça, on ne te laisse pas le faire. À aucun moment. » (Juin 2018)

Gérer les émotions des proches

Dans les années 1980, les chercheuses et militantes féministes se sont intéressées au travail gratuit réalisé par les femmes dans les couples et familles hétérosexuelles. Le concept de « double » ou « triple » journée de travail indique ainsi la charge domestique et de soins aux enfants que les femmes doivent cumuler après leur journée professionnelle. Mais les femmes portent également le poids du travail émotionnel, ce que Monique Haicaut[20] a nommé « charge mentale » et qui a été récemment popularisé par la dessinatrice Emma[21]. Même lorsqu'elles sont physiquement au travail, le travail domestique ne quitte jamais les femmes, qui continuent d'y penser et d'organiser la vie familiale en permanence. Elles effectuent également auprès de leurs proches le travail émotionnel[22] attendu d'elles, un exercice invisibilisé par les stéréotypes de genre et le fait que des qualités telles que la douceur, l'écoute et la patience soient considérées comme « naturelles » pour les femmes.

> « Parce que j'étais célibataire, j'ai eu la chance de vivre ma maladie avec autant de solitude que je le souhaitais. J'étais très entourée, je ne me suis jamais sentie esseulée, et je pouvais faire le choix d'être seule quand je le voulais. J'ai pu avoir des moments conscients, choisis,

---

20. Monique Haicault, « La gestion ordinaire de la vie en deux », *Sociologie du travail*, 1984, 26(3) : pp. 268-277.

21. Emma, *Un autre regard*, tome 2, Massot, 2017 et « Fallait demander » sur www.emmaclit.com.

22. Arlie Russell Hochschild, *Le Prix des sentiments. Au cœur du travail émotionnel*, La Découverte, Paris, 2017 ; Emma, *Un autre regard. La charge émotionnelle et autres trucs invisibles* (tome 3), Massot, 2019 et sur www.emmaclit.com.

pour prendre du recul, pour réfléchir sur moi, digérer les choses. J'ai eu cet espace-là. Si j'avais été en couple, si j'avais été en ménage, s'il y avait déjà eu des enfants, je n'aurais pas eu cet espace-là ni ce temps-là. » (Juin 2018)

Une enquête du Collectif 1310[23] menée en août 2020 auprès de 263 femmes a mis en avant que 74 % d'entre elles reconnaissent une charge mentale conséquente en lien avec leur cancer métastatique. Celle-ci se décline dans la gestion de la maladie elle-même et de son organisation au jour le jour, des divers rendez-vous médicaux, mais aussi dans la maîtrise de la façon dont le cancer impacte le quotidien de la famille (tâches ménagères, enfants). Les personnes interrogées ont aussi partagé que malgré toutes les difficultés auxquelles elles font face (effets des traitements et de la maladie, insomnies, difficultés à s'alimenter), plus de la moitié d'entre elles se sentent obligées de faire bonne figure face à leurs proches. Ce souci de préserver les autres (présent dès l'annonce de la maladie, on l'a vu) va parfois jusqu'à devoir consoler un proche, adulte, alors que l'on est soi-même malade. Certains documents à destination des personnes qui ont un cancer jouent sur ce registre : la ou le patient·e doit préserver ses proches, ne pas tout dire à ses parents, avoir de l'empathie pour les personnes de leur entourage qui ont peur et choisissent de couper les ponts… Même dans la maladie, penser à soi est perçu comme égoïste, alors que ce sont les proches qui ont parfois des réactions blessantes. Thérèse se souvient : « On ne me demandait pas comment j'allais. Rarement. »

23. Collectif d'associations de patientes qui vise à faire connaître le cancer du sein métastatique et ses spécificités. Parmi les partenaires : des institutions, des associations et des laboratoires pharmaceutiques. Plus d'informations sur www.collectif1310.fr.

À l'annonce de son cancer, Maëlle, en couple depuis quelques mois, dîne chez son compagnon le soir suivant sa mammographie et la non-annonce du médecin[24]. Elle se préoccupe des émotions de cet homme plutôt que des siennes.

> « Je n'en parle pas. Je sais, mais je ne sais pas. Je ne me focalise que sur une chose : ce mec a perdu sa belle-mère d'un cancer l'année dernière, je ne peux pas lui faire ça. Je me tais. » (Décembre 2015)

La dessinatrice Lili Sohn, elle, s'est vu demander si sa chimiothérapie pouvait affecter le bébé qu'elle venait de prendre dans les bras : « Le cancer, c'est juste mortel, mais c'est pas contagieux[25] ! » Ces remarques blessantes ou déplacées, qui isolent les personnes malades, Maëlle en a entendu dans son entourage professionnel ; elle me racontait, par exemple, qu'on lui avait demandé si elle était encore capable d'utiliser un ordinateur depuis qu'elle avait suivi une chimiothérapie.

Les couples (dés)unis

Parfois, les soutiens qui fuient sont les plus proches. Quelques semaines seulement après l'annonce de son cancer, le compagnon de Maëlle la quittera.

> « Je me fais larguer. Un lundi matin, au petit-déjeuner. Ce n'est pas qu'il ne "veut" pas, c'est qu'il ne "peut" pas. Ah. » (Février 2016)

---

24. Voir chapitre 1.

25. « La guerre des tétons », tome 2, *op. cit.*

Maëlle est loin d'être la seule dans ce cas, et beaucoup de conjoints, en majorité des hommes, partent après des années de vie commune, à l'annonce d'une maladie grave, parce qu'ils ne « peuvent pas ». Ainsi, d'après une étude publiée en 2009 dans la revue *Cancer*, une femme a six fois plus de risque d'être quittée après le diagnostic d'un cancer ou d'une sclérose en plaques qu'un homme dans la même situation[26]. Cette étude américaine a suivi pendant vingt-quatre mois une cohorte de 515 patient·e·s afin de constater l'évolution dans leur sexualité suite à l'annonce de leur maladie. Au bout de deux ans, 20,8 % des femmes malades étaient séparées de leur compagnon, tandis que seulement 2,9 % des hommes malades avaient connu une séparation ou un divorce. Cette étude prend en compte les ruptures de plus de trois mois et les divorces, mais le manque de soutien vécu par les femmes peut s'exprimer autrement : Mylène, qui a appris qu'elle avait un cancer du sein alors que son enfant avait à peine un an, a aussi vécu l'infidélité de son compagnon : « Après, j'ai appris qu'il m'avait trompée. Voilà. C'était un peu un bouleversement, mais lui, en fait, je pense qu'il n'a pas extériorisé certains trucs, je pense qu'il a eu peur. On en reparle maintenant. Il me dit que oui, il a eu peur. »

Thérèse, elle, a vécu l'absence de tout soutien émotionnel de son ex-mari : « Je me suis vite rendu compte que j'allais vivre mon cancer toute seule, même en étant mariée, ce qui a été le cas. J'ai tout vécu toute seule. Il n'était pas du tout présent. Pas spécialement empathique. Il ne m'a servi à rien. À rien. Il était là, mais comme d'habitude. Cela correspondait

26. M.J. Glantz, M.C. Chamberlain, Qin Liu, C.C. Hsieh, K.R. Edwards, A. Van Horn, L. Recht, "Gender disparity in the rate of partner abandonment in patients with serious medical illness", *Cancer*, 2009, 115(22) : 5237-42.

peut-être aussi à ce que j'avais exprimé. Ça ne me gênait pas, mais je ne me suis pas du tout sentie soutenue. Et je me suis aussi sentie très exclue, socialement, parce que je n'ai jamais caché que j'avais un cancer. »

Dans *Les Sentiments du prince Charles*, l'autrice suédoise Liv Strömquist[27] explore les relations amoureuses hétérosexuelles. Un passage de sa bande dessinée met en scène Ronald Reagan, président républicain des États-Unis entre 1981 et 1989, marié à Nancy Reagan, et qui mit en place une politique économique libérale. Lorsqu'il apprend, en 1994, qu'il a la maladie d'Alzheimer, son épouse reste à ses côtés : « Il pouvait voir, assis à son chevet, son épouse, cette petite bobonne qui soufflait sur une cuillère de bouillon de poule chaud pour éviter qu'il ne se brûle la langue. Elle lui essuyait la bave du menton. Elle secouait ses oreillers, et pour l'habiller, elle choisissait des vestons allant avec son pull. » Elle prend ensuite l'exemple du réalisateur suédois Ingmar Bergman, dont la femme est atteinte d'un cancer. Liv Strömquist écrit : « La fille de Bergman raconte la réaction d'Ingmar alors que sa femme se mourait d'un cancer : "Ingmar ne voulait pas l'avoir dans la maison, il refusait de la voir souffrir puis disparaître. Et à la fin, c'est moi qui ai dû m'occuper d'elle." » Elle conclut : « Le secret d'Ingmar : quand votre femme tombe malade, demandez à une autre de s'en occuper ! »

Maëlle regardait avec beaucoup de bienveillance les femmes qui devaient se débattre avec leur travail domestique

27. Liv Strömquist, *Les Sentiments du prince Charles*, Rackham, 2016.

et affectif sans broncher. Elle en avait rencontré plusieurs au cours des séances de radiothérapie :

> « À la radiothérapie, ils sont tout le temps en retard. Donc, t'attends une heure ou deux dans une salle remplie de femmes qui ont un cancer et qui attendent, elles aussi, leurs rayons. C'est moins lugubre que la chimio, souvent en fin de parcours – c'était pas mon cas, mais ça arrive plutôt à la fin –, et comme les femmes se sentent déjà un peu mieux, moins angoissées, ça parle, ça échange beaucoup. Et quand elles me parlaient, je voyais bien qu'elles n'avaient pas l'espace d'être elles-mêmes. Même dans cette p*** de maladie, elles ne pouvaient pas en faire pleinement l'expérience, parce qu'il y avait tout le temps un conjoint ou des enfants avec des attentes. Alors, elles étaient sur le mode *super woman*, je tiens tout, je lâche rien, et tu sentais, en fait, derrière, l'angoisse que le mari se barre, les délaisse, qu'il fallait absolument ne pas pécher dans son rôle de femme, même pendant la maladie. Parce qu'il faudrait surtout pas que la vie du conjoint en pâtisse… » (Juin 2018)

Le conjoint de Nathalie Chillan travaille dans le domaine médical. Elle admet que sa connaissance du milieu et sa pratique d'un métier de soins lui ont permis de mieux l'épauler pendant ses traitements : « Je pense qu'on a peut-être plus été en mesure d'aller au fond des choses sur les questions de santé parce qu'il y avait cette possibilité d'échanger, lui étant un sachant et moi pas. Alors que dans des couples où vous n'avez pas quelqu'un qui est dans le domaine de la santé, nous sommes deux ignorants en train d'errer à chercher des réponses à des choses qu'on ne comprend pas. » Le soutien du ou des partenaires est précieux, car le cancer se niche jusque dans l'intimité.

L'intimité à l'épreuve du cancer

> « Je suis tombée sur un petit fascicule, dans un accueil cancer de la ville de Paris, qui traitait de la question de la sexualité et des traitements. Il était clairement destiné aux femmes et aux cancers féminins, ça ne s'adressait pas aux hommes. En fait, à aucun moment les termes de "sexualité" ou de "libido" n'étaient écrits, en revanche, il y avait l'expression "vie de femme". "Vous voulez retrouver votre vie de femme", ou "ne perdez pas votre vie de femme". Donc, quand tu lis ça, tu comprends que "vie de femme", c'est une façon de dire sexualité. [...] Ça a été un électrochoc parce que ça dit tellement de choses ! Cette expression, je ne l'avais plus entendue depuis des années. "Vie de femme", c'est quand même complètement ringard ! Et ça dit beaucoup sur ce que c'est qu'être une femme... Une femme, c'est une création, c'est une fiction, qui qualifie la fonction des individus qui ont un genre féminin dans la société. Et cette fonction est purement sexuelle, à destination des hommes hétérosexuels. Voilà. C'est ça que ça dit. » (Juin 2018)

En s'appuyant sur les écrits de Simone de Beauvoir, la philosophe Manon Garcia analyse comment féminité et soumission sont étroitement liées, la soumission étant même la caractéristique principale des femmes hétérosexuelles : « On s'interroge sur la féminité d'une femme lorsqu'une distance apparaît entre son comportement et le comportement qui lui est socialement prescrit. Or, quel est le comportement prescrit à la femme dans la société ? La soumission[28]. » Dans le cadre du mariage, la soumission au désir sexuel du partenaire est implicite dans la notion de « communauté de vie » qui a longtemps désigné l'obligation de relations sexuelles entre époux et épouses. Ce n'est qu'en 2006 qu'une loi précise que la présomption de consentement entre les époux n'est valable que jusqu'à preuve du contraire. En 2019, une femme (dont le nom n'est pas public) a pourtant vu son divorce prononcé à ses torts exclusifs pour « refus de relations intimes avec son mari ». Elle a dû arguer de problèmes de santé, mais son pourvoi en cassation a malgré cela été rejeté. Elle a donc déposé en 2021 un recours devant la Cour européenne des droits de l'homme pour « ingérence dans la vie privée et atteinte à l'intégrité physique[29] ». Le refus de la soumission se paie cher.

Dans leur ouvrage *La Charge sexuelle*[30], les journalistes Clémentine Gallot et Caroline Michel décortiquent la façon dont les femmes hétérosexuelles se préoccupent non seulement de la contraception (ne pas oublier de prendre la pilule mais aussi d'acheter des préservatifs), mais également du bien-être sexuel de leur partenaire, faisant passer le leur au second plan. Pour *Notre corps, nous-mêmes*, nous avons recueilli des centaines de témoignages[31] et analysé comment la grande majorité des femmes hétérosexuelles disait accepter plutôt que désirer certaines pratiques, toutes se sentant obligées de

28. *On ne naît pas soumise, on le devient*, *op. cit.*, p. 89.

29. Christine Mateus, « Devoir conjugal : sanctionnée pour avoir refusé de coucher avec son mari, elle saisit la justice européenne », *www.leparisien.fr*, 18 mars 2021.

30. Clémentine Gallot et Caroline Michel, *La Charge sexuelle. Pourquoi la sexualité est l'autre charge mentale des femmes*, First Éditions, 2020.

31. *Op. cit.* et en particulier lors des ateliers sexualité organisés par Nina Faure et Yéléna Perret.

faire semblant de jouir pour faire plaisir à leur partenaire. Ces modes de fonctionnement sont ancrés si profondément dans la socialisation des femmes qu'ils persistent dans les discours médicaux et médiatiques adressés aux femmes qui ont un cancer du sein.

La sexualité des femmes atteintes d'un cancer est souvent traitée sous le seul prisme procréatif : rappelons que la ponction des ovocytes est l'un des premiers actes médicaux auquel elles sont soumises[32]. Parce que la plupart des cancers du sein sont sensibles aux hormones, il est également enjoint aux femmes de ne surtout, surtout pas devenir enceintes, renforçant la charge contraceptive pesant déjà sur leurs épaules. Cassandre avait expliqué à son oncologue qu'elle ne souhaitait pas de DIU (dispositif intra-utérin, plus communément appelé « stérilet ») pour ne pas prendre le risque d'amplifier ses douleurs menstruelles. Cette dernière lui a donc recommandé d'utiliser des préservatifs couplés d'un gel spermicide : « J'ai dû faire trois pharmacies pour trouver le spermicide, et à chaque fois on se permettait de me faire une remarque, de me dire que ce n'était pas efficace. En plus, le truc, c'est une seringue en plastique avec laquelle tu es censée t'injecter le spermicide au fond du vagin, avant chaque rapport... Du coup, on ne s'en est même pas servi. J'avais demandé aussi comment suivre mon cycle avec une application et ma gynéco m'a répondu : "Ça, c'est une méthode à bébés." Donc, bon, ben... stérilet. Mais mes règles sont plus douloureuses. »

Les patientes n'ont le choix qu'entre deux schémas : soit elles continuent « comme avant », à grand renfort de lubrifiant

32. Voir chapitre 3.

et de gel, avec en arrière-plan la menace de se faire quitter si elles ne remplissent pas leur rôle, soit elles rejoignent le traitement réservé aux femmes handicapées qui sont considérées comme des éternelles petites filles, et elles gardent une sexualité impensée, voire abhorrée[33].

Pourtant, le cancer vient bouleverser les habitudes intimes, charriant de nombreuses questions. Quand on est en couple, mais aussi lorsque l'on rencontre de nouveaux ou nouvelles partenaires, quand et comment annoncer sa maladie ? Faut-il le dire d'emblée, attendre quelques rendez-vous ou le moment de se déshabiller ?

En Île-de-France, la thérapeute Catherine Adler-Tal[34] reçoit en consultation des personnes atteintes d'un cancer et des couples. Selon elle, s'il est difficile de parler de l'impact du cancer sur la sexualité, c'est que ces deux sujets sont tabous[35]. Si la sexualité est importante car elle « permet de se sentir aimée, désirée et femme, tout simplement[36] », elle rappelle que son métier est d'accompagner les personnes en souffrance sexuelle, et que la sexualité n'est pas une obligation. Laëtitia regrette pour sa part de ne pas avoir trouvé d'interlocuteur·rice sur la question de la sexualité : « On en parle

33. Voir à ce sujet la conférence de Elisa Rojas, avocate au bureau de Paris et cofondatrice du Collectif lutte et handicaps pour l'égalité et l'émancipation (CLHEE) dans le cadre du cycle de conférences « Présent·e·s », organisé par Lauren Bastide et disponible dans le podcast La Poudre.

34. Oncopsychologue, oncosexologue et présidente de l'association Étincelle, à retrouver sur www.etincelle.asso.fr.

35. Webconférence sur le cancer du sein métastatique du 15 juin 2021 disponible sur www.youtube.be.

36. « Ressources & Vous : et la sexualité dans tout ça ? », produit par le groupe Novartis, est disponible sur YouTube.

trop peu au moment de l'annonce. Entre la fatigue, les problèmes de sécheresse vaginale, la peau hypersensible au point que même les caresses nous font mal, avoir une vie sexuelle est quasi impossible. Quand tu as un cancer, tu rentres dans la case "Tu es malade, pourquoi veux-tu avoir une vie sexuelle ? Soigne-toi avant !" » J'ai testé ovules et lubrifiants (non remboursés, bien sûr) un peu plus d'un mois et demi, ça fonctionnait un peu au début, mais au fil des chimios, la pénétration était impossible. »

Sur Twitter, @kinkybambou, qui a un cancer du sein métastatique, conclut à propos de son expérience sur un site de rencontre : « J'ai compris que la dernière chose à espérer quand on est une femme hétérosexuelle avec un cancer, c'est une vie sexuelle et sentimentale[37]. » Au milieu de ces injonctions, les questions que se pose la patiente, son rapport à son propre corps changé par les traitements et la maladie – l'alopécie, une mastectomie, un corps plus douloureux – ne sont pas pris en compte. Elles sont pourtant nombreuses, comme nous le racontait Quitterie Lanta : « Cela touche à une intimité très différente d'un couple à l'autre. Certains sont fusionnels et ont toujours tout partagé. D'autres se retrouvent dans un rapport de séduction un peu différent. Et là aussi, la maladie, et surtout un cancer du sein pour une femme, bouscule pas mal de choses et pose de nombreuses questions. "Est-ce que je vais être encore désirable alors que je vais avoir des cicatrices ?" ; "Est-ce que je vais être encore désirable, alors qu'il va me manquer un sein, peut-être deux ?" ; "Tiens, finalement, mon mari insiste pour que je me fasse reconstruire… Ah mince ! Qu'est-ce que ça veut dire ? Est-ce que ça veut dire qu'il me

37. 27 mai 2021.

désire moins ?" ; "Est-ce qu'il m'aime encore alors que je n'ai plus un poil nulle part ?" Donc, on se questionne aussi, finalement, sur notre couple. Sur quoi repose-t-il ? Qu'est-ce que la séduction ? Quelle est l'intimité ? »

Certaines femmes vont connaître une perte de libido, ne plus vouloir que leur conjoint·e touche leur poitrine, avoir mal lorsque leur peau, brûlée par la radiothérapie, est effleurée même avec tendresse. Anne-Laure s'est sentie soutenue par sa femme, mais cela ne l'a pas empêchée de ressentir un malaise en se déshabillant : « Moi, je ne supportais pas trop le visuel déjà, donc, forcément, je ne supportais pas son regard sur moi. Après, il a fallu petit à petit se réhabituer, moi à mon corps, et puis elle à mon corps aussi. L'envie était là, mais il était difficile de passer le cap de me déshabiller, puis de faire l'amour comme ça, avec ma prothèse. » Mylène se souvient au contraire d'avoir eu très envie de continuer sa vie sexuelle : « En fait, c'était surtout mon copain qui n'avait pas envie. Moi, je n'ai pas perdu ma libido. Je l'ai même retrouvée ! Je voulais prendre le temps. J'avais beaucoup envie et lui, non. »

L'intimité est aussi mise à rude épreuve par les hospitalisations. Dans l'épisode du podcast Transfert « Second souffle[38] », Coline, atteinte de mucoviscidose, évoque comment, suite à une longue hospitalisation et une greffe de poumons, elle et son conjoint se séparent : « Il y a ce moment de fusion au moment de l'hôpital, où l'on prend soin l'un de l'autre [...] et derrière, il faut apprendre à reconstruire le couple en retrouvant une intimité, alors que l'hôpital vole toute forme de pudeur ».

38. Épisode du 24 juin 2021 disponible sur www.slate.fr.

Quitterie Lanta a retrouvé cette expérience auprès des femmes ayant un cancer du sein : « Je me souviens avoir fait venir une sexothérapeute qui disait qu'il y avait un certain nombre de femmes qui avaient atteint une espèce de limite dans l'intimité avec leur mari qui était très aidant. Qui, par exemple, leur tenait les cheveux au-dessus des toilettes quand elles vomissaient. Ces femmes-là, ensuite, avaient l'impression d'avoir perdu quelque chose de leur aura… disons, séductrice. Et finalement, elles quittaient leur conjoint parce qu'il les avait vues trop vulnérables. »

Comme d'autres épreuves marquantes de la vie – deuil, accident, naissance –, la maladie peut aussi être une expérience qui rapproche au sein des couples et des familles, permettant aux femmes d'être soutenues et de trouver de la force face au cancer.

Qui prend soin des femmes ?

> « À l'occasion de mes séjours à l'hôpital, j'ai aussi vu des femmes (souvent un peu plus âgées, avec des enfants plus grands) qui, pour la première fois de leur vie, semblaient penser que c'était le moment de tout lâcher. Leur cancer était comme une respiration qui leur permettait justement de ne plus jouer aucun rôle en dehors de celui de malade à 100 %. Parce qu'en fait, toute leur vie, elles l'ont passée à jouer un autre rôle, qu'elles n'en peuvent plus, et que, pour une fois, bordel, elles peuvent tout lâcher. Elles ont 60 balais, et c'est la première fois qu'on leur fout la paix. Pour la première fois, plutôt que de me dire "mon Dieu, je suis horrible, personne ne voudra plus jamais de moi", j'ai eu une espèce de soulagement et je me suis dit qu'en

> fait, c'était un poids en moins. Et je me sens vachement mieux avec cette idée-là !
> Sérieusement, quand tu t'imagines arrivée à la fin de ta vie, est-ce que vraiment la relation amoureuse, même si c'est chouette, est-ce que c'est vraiment le type de relation, d'amour, le plus enrichissant ? Est-ce que c'est l'impact le plus fort que tu vas avoir sur le monde ? Sincèrement, je ne crois pas. Et si j'ai pu en arriver à cet état d'intégrité par rapport à ce que je désire vraiment, c'est parce qu'on m'a retiré toute ma normalité, au sens de norme, d'un seul coup. Après ça, tu peux faire ce que tu veux, en fait. Et c'est assez fou ! » (Juin 2018)

En 2020, à la fin du premier confinement lié à la pandémie de Covid-19, je demandais : « Et si nous prenions enfin soin de celles qui font tenir la société[39] ? » Je parlais des caissières, des soignantes et aides-soignantes, des femmes de ménage… De tous ces métiers faits par des femmes qui n'étaient pas, ne pouvaient pas être confinées.

Qui s'occupe des femmes lorsqu'elles sont malades ? Que ce soit au sein de leur foyer ou dans des institutions, la réponse est souvent « d'autres femmes ». Car telle qu'elle existe, la famille repose sur les épaules des femmes et n'est pas là pour en prendre soin.

Emmanuelle Caillon a remarqué que le cancer peut être un moment où les femmes se recentrent sur elles-mêmes, osant, peut-être pour la première fois de leur vie, se rendre

39. « Prendre soin de toutes » ; Collectif, *Et si le monde d'après ne ressemblait pas au monde d'avant ?* Alternatiba, 2021, pp. 107-112.

indisponibles, au travail comme pour leurs proches : « Ces femmes avec un cancer, elles changent parce qu'elles se battent. Elles sont plutôt assez braves face à la maladie. Elles sont fortes, elles en veulent vraiment. C'est un combat, et donc du coup, l'image de la petite femme fragile qui s'occupe de tout le monde bouge aussi. »

Avec le recul, Maëlle trouvait que le célibat lui avait permis de se sentir plus libre.

> « J'ai passé toute la première année de ma maladie, bien aidée par diverses injonctions, à souffrir presque plus de l'idée que je ne serais plus jamais désirée, plus jamais aimée par un garçon – comment on peut tomber amoureux de quelqu'un qui a une maladie incurable ? C'est pas possible, j'aurai jamais d'enfants, blablabla –, qu'à cause de la maladie elle-même. Pas parce que c'étaient des vrais désirs personnels, mais parce que, tout d'un coup, je n'y avais plus droit. C'est quand même assez particulier de considérer ça comme un droit, d'ailleurs, mais voilà, tout d'un coup, j'avais pas droit à ce que les autres avaient. Et ça, c'est un gros problème.
> Deux ans après, ma position est radicalement différente : me faire larguer à ce moment-là a été, je pense, une des plus grandes chances de ma vie. Pouvoir expérimenter tout ça seule, dans une belle solitude. Aller au bout du bout du fond du fond, quand t'es confrontée à la maladie et à l'idée de la mort et que tu ne peux pas te planquer derrière quelqu'un d'autre, qu'est-ce qui se passe ? Il se passe des trucs incroyables ! Aujourd'hui, je me rends compte qu'avant d'être malade, je dépensais – qu'on dépense tous – une énergie folle, phénoménale, bien trop

importante sur la question du partenaire amoureux et/ou sexuel. Si t'en as un, il faut le garder, si t'en as pas, il faut en avoir un… et c'est comme si une énorme partie de ton disque dur était bouffée en permanence par une application qui tourne dans le vide ! » (Juin 2018)

Dans les groupes qu'elle a animés, Emmanuelle Caillon a remarqué que les femmes trouvaient entre elles de l'écoute et du soutien : « Même si elles se voyaient pas mal en dehors, il y avait quand même ces groupes de parole dans lesquels elles pouvaient parler de tout et qui leur offraient quelque chose de maternant, dont elles avaient besoin, et qu'elles ne trouvaient pas forcément auprès de leur compagnon ou leur compagne. Ce soutien entre femmes, ces échanges leur permettaient de parler beaucoup plus qu'en rendez-vous individuel. »

C'est au cours de sa première année de traitements que Maëlle s'est inscrite à la formation sur les métiers techniques du numérique que j'animais, pour explorer d'autres horizons professionnels. Elle y a rencontré un groupe d'amies qui l'ont connue avec son cancer et sur qui elle a pu compter jusqu'au bout. Ces relations affectives ont été très importantes pour Maëlle, qui aimait le contact physique et la tendresse avec ses proches et sa chatte, Moussette. Sa rupture a été difficile, mais l'amour de ses ami·e·s a largement pallié la fin de cette relation.

« Cette rupture me fait mal à un niveau existentiel. La maladie et la rupture s'entrechoquent et je me sens mille fois plus seule, abandonnée et laissée de côté. Mais à plein d'autres niveaux, je sens tellement d'amour. Toi, bien sûr. Et tous les amis. Des messages, des pensées, des petites attentions. De l'amour. Ça me porte, vraiment. Vous êtes ma force et mon espoir. Merci infiniment. » (Mars 2016)

Forte de cette famille choisie ainsi que du soutien de ses proches, Maëlle a eu tout l'espace qu'elle souhaitait pour réfléchir sur les expériences qu'elle traversait. Convaincue que les changements dans la façon dont on traite le cancer ne pouvaient avoir lieu sans une prise de conscience globale sur le sujet, elle a impliqué les membres de son entourage dans son vécu de la maladie et les a poussés à réfléchir sur de nombreux aspects de leur vie : alimentation, féminisme, et bien sûr, relation à la maladie. C'est cette approche militante du cancer que nous abordons dans le dernier chapitre.

7
LA RÉVOLTE GRONDE

« Parce qu'avec 53 000 nouveaux cas de cancer chaque année, nous devrions être une armée. Ni martyrs ni héroïnes : tendez l'oreille, la révolte est en cours. Il est temps de poser les questions et d'obtenir les réponses. » (Avril 2019)

Lorsque je l'ai rencontrée pour ce qui est devenu le projet de podcast puis ce livre, Maëlle me répétait que le cancer du sein devait être traité comme une épidémie. Je ne comprenais pas pourquoi elle employait ce terme, mais en me plongeant dans les chiffres du cancer – première cause de mortalité chez les hommes et deuxième chez les femmes, en France – et dans la littérature scientifique sur les maladies chroniques, j'ai compris que le terme d'« épidémie », employé pour d'autres maladies non transmissibles comme le diabète, avait du sens. André Cicolella, chimiste, toxicologue et président du Réseau environnement santé (RES), qualifie lui aussi le cancer d'« épidémie non infectieuse ». L'Organisation mondiale de la santé (OMS), au vu de l'incidence des maladies non transmissibles au niveau mondial, une incidence qui ne serait complètement expliquée ni par le vieillissement de la population ni par les pratiques de dépistage précoce[1], parle d'« épidémie invisible[2] ». Placer le cancer dans le champ langagier de l'épidémie permet aussi de montrer l'urgence qu'il y a à agir, d'en faire un sujet politique plutôt qu'une tragédie individuelle. Pour contrer une épidémie, il faut agir vite, et des moyens insoupçonnés font soudain leur apparition (nous avons pu le constater avec la pandémie de Covid-19). Des alliances se créent tant entre patient·e·s et professions médicales qu'avec l'ensemble de la société. Et c'est précisément cette alliance à laquelle nous souhaitons contribuer avec Im/Patiente.

Dans ce chapitre, nous amenons le cancer du sein sur le terrain militant, pour l'appréhender comme un sujet politique, où les patientes seraient entendues, et où toute la société se sentirait concernée pour agir face à la maladie, de l'hôpital aux plus hautes sphères de la politique nationale.

Le cancer est politique

La santé environnementale en question

« J'ai arrêté de fumer. D'un coup, d'un seul, sans aucune difficulté. Je ne m'en suis pas rendu compte à l'époque,

1. André Cicolella, « Santé environnementale et maladies chroniques, le coût de l'inaction », *L'Économie politique*, 2018, 80(4) : 17-29.

2. « Noncommunicable diseases », www.who.int.

mais ça a été un acte fondateur vers ma liberté. »
(Avril 2019)

Face à l'annonce d'un cancer, les comportements individuels changent. Maëlle a arrêté de fumer, est devenue végane quelques mois plus tard, réfléchissant profondément à sa relation à son corps et son environnement. Plusieurs études s'intéressent au lien entre alimentation et cancer. On sait, par exemple, qu'une consommation de nourriture ultra-transformée aboutit à une incidence plus élevée de cancer du sein (+ 11 %[3]), tandis qu'une exposition plus faible aux pesticides (avec une alimentation bio, notamment) est corrélée à une faible incidence de cancer du sein postménopause[4]. Ces résultats, qui devraient alerter sur nos modes de vie, se retournent pourtant contre nous en devenant de nouvelles injonctions à se « prendre en main » : « Mangez cinq fruits et légumes par jour », « Bougez »... ces messages de santé publique se concentrent sur les comportements individuels. Et non seulement ils ne prennent pas en compte les possibilités de chacun·e à les suivre (moyens financiers, temps, connaissances en santé), mais ils occultent par la même occasion la question de la responsabilité collective.

---

3. Cohorte Nutrinet, citée dans « Santé environnementale et maladies chroniques, le coût de l'inaction », André Cicolella, *L'Économie politique*, vol. 80, n° 4, 2018, pp. 17-29.

4. Pauline Rebouillat, Rodolphe Vidal, Jean-Pierre Cravedi, Bruno Taupier-Letage, Laurent Debrauwer, Laurence Gamet-Payrastre, Mathilde Touvier, Mélanie Deschasaux-Tanguy, Paule Latino-Martel, Serge Hercberg, Denis Lairon, Julia Baudry, Emmanuelle Kesse-Guyot, « Prospective association between dietary pesticide exposure profiles and postmenopausal breast-cancer risk in the NutriNet-Santé cohort », *International Journal of Epidemiology*, 2021; dyab015.

« On est face à un discours émotionnel et culpabilisant : on dit que les cancers sont environnementaux, mais le discours de l'État stigmatise des comportements et fait tout pour qu'on confonde environnement et comportement. Ce discours n'est pas remis en question. Par exemple, le tabac reste autorisé. Les entreprises agroalimentaires polluent, utilisent des pesticides qui contaminent l'eau, l'air… et ça, c'est la responsabilité de l'État. Je peux manger autant de légumes bio, ça ne changera rien. La plupart des facteurs ne sont pas comportementaux, même dans le tabac, il y a une coresponsabilité de l'État. » (Janvier 2019)

L'INCa estime que « 40 % des cancers résulteraient de l'exposition à des facteurs de risque contre lesquels il est possible d'agir par des changements de comportements et d'habitudes de vie. Le "risque zéro" n'existe pas, rappelle-t-il, mais vous pouvez mettre en place des actions au quotidien pour préserver votre santé[5] ». Parmi les actions proposées : ne pas fumer ou arrêter de fumer, réduire sa consommation d'alcool, manger mieux ou bouger plus, se protéger des rayons UV. Une liste de conseils pour prémunir son enfant est également disponible, ajoutant à la charge parentale (souvent portée par les mères) et à la culpabilisation. Sur le site de Santé publique France, le cancer est présenté comme une « maladie multifactorielle[6] » pouvant être liée à des facteurs biologiques (âge de la puberté, prédisposition génétique) ou à des modes de vie, une catégorie qui regroupe la consommation d'alcool, le

5. « Principaux facteurs de risque de cancer », www.e-cancer.fr.

6. Santé publique France, « Incidence et dépistage du cancer du sein en France. Dernières données disponibles », octobre 2016.

poids, le tabagisme ou le travail de nuit, passant sous silence les déterminants sociaux qui influent sur ces modes de vie et, *in fine*, sur la santé.

> « Moi, je lis, d'après les infos officielles du ministère de la Santé, que 40 % des cancers sont environnementaux – c'est le terme qui est utilisé –, et pourraient donc être évités avec des actions de prévention. J'ai parlé à un type de la Ville de Paris qui était justement là pour présenter un projet de prévention auprès des jeunes, et quand tu vas le voir et que tu lui dis : "Attends, mec, je comprends pas bien ton histoire. Ça veut dire quoi, environnemental ? Quand tu nous dis ça, je vois pas bien comment on peut prévenir : qu'est-ce que tu préviens, exactement ?"
> Il dit :
> – Ben, le tabac.
> – Mais le tabac, c'est pas environnemental !
> – Oui, ben, le sexe non protégé, parce que tu peux avoir le Papillomavirus.
> – Non, mais ça va pas ! La bouffe ! Les pesticides ! L'air ! Voilà ce qui est environnemental !
> – Au revoir !
> Le mec a fini avec moi, il pouvait pas me parler ! » (Juin 2018)

Lorsqu'il s'agit du cancer, l'« environnement » est ramené à des comportements individuels plutôt qu'au milieu de vie. En faisant reposer la responsabilité uniquement sur les patient·e·s, le cancer est dépolitisé. Comme l'écrivait Audre Lorde en 1980 en réaction à la lettre d'un médecin qui expliquait n'avoir jamais vu de cancer chez les personnes qui étaient heureuses : « Il est plus facile d'exiger des gens qu'ils soient heureux que d'assainir l'environnement[7]. »

Lorsque l'on prend en compte l'environnement au sens large, c'est-à-dire en tant que milieu dans lequel les êtres humains interagissent avec d'autres êtres vivants et des éléments indispensables à leur survie comme l'eau ou l'air, on ne peut fermer les yeux sur les transformations de cet environnement et leurs conséquences sur la santé. Les études sur le racisme environnemental ont mis en avant l'exposition plus importante des populations pauvres et racisées aux polluants. Aux États-Unis, en Louisiane, Cancer Alley (« allée du Cancer ») fait référence à la zone entre Bâton-Rouge et La Nouvelle-Orléans, où une centaine d'usines sont implantées et où l'incidence de maladies chroniques des populations est largement au-dessus des moyennes nationales[8]. La bataille pour faire reconnaître l'impact des polluants atmosphériques sur les incidences de cancer implique des scientifiques, des industriels, des agences de réglementation nationale et des habitant·e·s depuis des décennies. Des histoires comme celles de Cancer Alley se retrouvent partout dans le monde, où des populations pauvres, souvent noires, premières nations ou de minorités ethniques, se retrouvent exposées à des polluants dangereux en raison de leur lieu d'habitation ou des emplois qui leur sont accessibles[9]. Ces recherches posent la question

7. *Op. cit.*, p. 91.

8. Anne Corpet, « L'allée du cancer en Louisiane : les Afro-Américains victimes de l'industrie », RFI Grand Reportage, www.rfi.fr, 5 avril 2021.

9. Voir, par exemple, le documentaire sur le Canada : « There's something in the water » de Elliott Page et Ian Daniel, tiré de l'ouvrage du même nom de Ingrid Waldron ; le travail de Malcolm Ferdinand qui analyse cette question en prenant l'exemple des Antilles, *Une écologie décoloniale*, Seuil, 2019.

de la responsabilité de l'État dans la protection de la santé des habitant·e·s.

En France, la pollution de l'air représente 105 décès pour 100 000 habitant·es. Une étude publiée en mai 2021 rapporte qu'environ 3 % des incidences de cancers du sein annuels en France seraient liées à la pollution atmosphérique (dioxyde d'azote)[10]. Pourtant, si à l'échelle nationale la lutte contre la pollution est une priorité, il est très difficile, voire impossible, d'obtenir les chiffres des impacts de la pollution localement, les institutions étatiques comme les ARS et/ou les autorités locales rechignant à fournir les données, quand elles ne réfutent pas tout simplement le lien entre pollution et maladies[11].

Une recherche pluridisciplinaire menée à Fos-sur-Mer, dans les Bouches-du-Rhône, a ainsi mis en avant un taux deux fois plus élevé de cancers et de diabète que pour le reste du pays : 14,5 % des femmes de l'étude avaient eu un cancer contre 5,3 % au niveau national[12]. Comme pour Cancer Alley, les habitant·e·s de Fos-sur-Mer et les personnes venues s'y installer pour travailler n'ont pas eu leur mot à dire sur l'implantation des usines. Et lorsqu'elles et ils s'organisent

---

10. Stephan Gabet, Clémentine Lemarchand, Pascal Guénel and Rémy Slama, "Breast Cancer Risk in Association with Atmospheric Pollution Exposure: A Meta-Analysis of Effect Estimates Followed by a Health Impact Assessment", *Environmental Health Perspectives*, 2021, 129(5) : 057012.

11. Pour plus de précisions, je renvoie à la série d'articles de Thibaut Schepman, « J'irai polluer près de chez vous », disponible sur www.lesjours.fr.

12. Barbara Allen, Alison Cohen, Yolaine Ferrier, Johanna Lees, « Fos EPSEAL : étude participative en santé environnement ancrée localement sur le front industriel de Fos-sur-Mer et Port-Saint-Louis-du-Rhône. Rapport final », janvier 2017.

pour dénoncer les effets sur leur santé, leurs connaissances sont ignorées[13].

Les études sur le lien entre environnement et cancer s'intéressent également aux perturbateurs endocriniens, des substances chimiques qui sont présentes dans certains produits d'utilisation quotidienne (aliments, déodorants, produits ménagers) et qui interfèrent (par inhalation, toucher ou ingestion) avec la production d'hormones dans notre organisme. Les effets des perturbateurs endocriniens sont d'autant plus difficiles à saisir que nous sommes exposé·e·s quotidiennement à plusieurs d'entre eux, créant un « effet cocktail ». Certains peuvent se stocker dans les graisses, on parle alors de « polluants persistants » : ceux-ci favoriseraient l'apparition de métastases du cancer du sein[14].

On retrouve des perturbateurs endocriniens et des substances cancérigènes dans des produits commercialisés depuis de nombreuses années, comme la plupart des déodorants, suspectés de contribuer au développement de tumeurs dans le sein[15], avec un risque accru lors d'une utilisation sur la peau fragilisée (rasée, épilée, voire brûlée par les rayons de la

---

13. Barbara Allen, Yolaine Ferrier, Alison Cohen, « Un dédale d'études : questions sanitaires, production d'ignorance et connaissances improduites dans la région industrielle de Fos-sur-Mer », *in* Céline Lefève, François Thoreau, Alexis Zimmer, *Les humanités médicales. L'engagement des sciences humaines et sociales en médecine*, Doin, 2020, pp. 165-181.

14. Meriem Koual, German Cano-Sancho, Anne-Sophie Bats, Céline Tomkiewicz, Yael Kaddouch-Amar *et al.*, « Associations between persistent organic pollutants and risk of breast cancer metastasis. Environment International », 2019, 132 : 105028.

15. S.J. Mandriota, M. Tenan, P. Ferrari and A.-P. Sappino, « Aluminium chloride promotes tumorigenesis and metastasis in normal murine mammary gland epithelial cells », *Int. J. Cancer*, 2016, 139: 2781-2790.

radiothérapie) : les femmes qui ont un cancer du sein sont-elles mises au courant de ces dangers ?

En raison de la multiplicité des sources de contamination (polluants de l'air, pesticides de l'alimentation, perturbateurs endocriniens des produits cosmétiques), il n'est pas aisé d'établir un lien de cause à effet avec l'incidence de cancer, et c'est bien la difficulté à laquelle font face les chercheur·se·s, qui plaident pour des politiques de santé ambitieuses. Au lieu d'attendre des dizaines d'années pour évaluer les effets des produits soupçonnés comme toxiques, il est possible de mettre en place des législations contraignantes basées sur un principe de précaution (arrêtés antipesticides, charte des villes et territoires sans perturbateurs endocriniens[16]). Et pour avoir un effet, celles-ci devraient être internationales ; il est assez hypocrite d'interdire un produit dans ses frontières tout en continuant à l'exporter dans d'autres pays[17].

Une approche syndémique du cancer

Dans les années 1990, l'anthropologue de la santé Merrill Singer a développé le concept de « syndémie » (*syndemics*), pour décrire le fait que certains groupes de populations développent plusieurs types de maladies chroniques de façon concomitante. Une approche syndémique permet d'étudier les facteurs biologiques et environnementaux qui expliqueraient la prévalence de maladies non transmissibles dans certaines

---

16. Gérard Bapt, André Cicolella, Alexandre Feltz, Ana Soto et Anne Souyris, « Cancers du sein et de la prostate : «La santé environnementale doit passer de la marginalité à une position centrale» », www.lemonde.fr, 12 novembre 2019.

17. Samuel Jaberg, Luigi Jorio, « La Suisse expose des populations entières à des produits qu'elle sait toxiques », www.swissinfo.ch, 9 mai 2017.

populations. Ainsi, cancer et diabète au sein d'un même groupe social ne sont plus étudiés comme deux maladies isolées mais reliées aux contextes sociaux dans lesquels elles se développent (pauvreté, mode de vie, pollution environnementale, etc.)[18]. Une « épidémie » de cancers aurait alors tout intérêt à être traitée comme une syndémie, prenant en compte la manière dont divers facteurs interagissent pour expliquer la prévalence de cancers dans certains groupes : sur le site de l'Agence internationale de recherche pour le cancer (IARC), on peut accéder au taux d'incidence des cancers au niveau mondial[19]. Pour les cancers du sein, la disparité entre les pays peut être assez forte : la France a toujours les taux parmi les plus élevés. Cela peut être dû à de nombreux facteurs, dont l'espérance de vie et le dépistage, mais aussi les habitudes alimentaires et l'exposition environnementale. C'est en tout cas la thèse que défend André Cicolella, président du Réseau environnement santé[20].

En mars 2021, le Collectif Inter-associations pour la santé environnementale dénonçait dans une lettre ouverte à Emmanuel Macron son inaction sur la question de la santé environnementale[21]. Ce collectif juge le plan cancer peu ambitieux, poursuivant la culpabilisation des individus pour leurs comportements et minimisant les facteurs liés à

---

18. M. Singer, N. Bulled, O. Ostrach et E. Mendenhall, « Syndemics and the biosocial conception of health », *The Lancet*, 2017, 389: 941-950.

19. J. Ferlay, M. Ervik, F. Lam, M. Colombet, L. Mery, M. Piñeros, A. Znaor, I. Soerjomataram et F. Bray, « Global Cancer Observatory: Cancer Today », 2020, Lyon, France: International Agency for Research on Cancer, www.gco.iarc.fr.

20. André Cicolella, *Cancer du sein : en finir avec l'épidémie*, Les Petits Matins, 2017.

21. « Stratégie décennale de lutte contre les cancers 2021-2030. La santé environnementale : priorité oubliée ! », courrier du 3 mars 2021 accessible sur www.reseau-environnement-sante.fr.

la pollution environnementale. À la place, il demande l'élaboration d'une stratégie pour « lutter contre l'épidémie de maladies chroniques, dont les cancers » et qui passerait par la formation des professionnel·le·s de santé et de l'environnement, ainsi que la recherche.

La stratégie française décennale de lutte contre le cancer (2021-2030) évoque le rôle de l'« exposome » dans le développement de la maladie. Ce concept, proposé par le chercheur Christopher Wild comme un pendant au génome[22], a été introduit en 2015 dans la loi de modernisation du système de santé par Marisol Touraine, alors ministre de la Santé, qui le définit comme « le rôle des expositions environnementales cumulées de la période *in utero* jusqu'à la fin de vie, dans l'apparition de pathologies ». Elle ajoute que « c'est un progrès majeur, parce qu'il s'agit d'imposer que l'ensemble des sources de pollution susceptibles d'altérer la santé et leurs interactions soient désormais mesurées à tous les niveaux[23] ». Pourtant, la Stratégie cancer continue d'insister sur la modification de comportements individuels, indiquant ainsi que « la réduction du tabagisme reste notre priorité absolue[24] ». Même pour la pollution de l'air, il est indiqué que c'est aux personnes d'adapter leurs comportements. Le rôle des professionnel·le·s de santé se limiterait donc à informer, ce qui rejette la faute sur les individus : puisqu'elles et ils ont été informé·e·s, si

22. Christopher Paul Wild, « Complementing the Genome with an "Exposome": The Outstanding Challenge of Environmental Exposure Measurement in Molecular Epidemiology », *Cancer Epidemiology and Prevention Biomarkers*, 2005, 14(8):1847-1850.

23. Intervention de Marisol Touraine, ministre des Affaires sociales et de la Santé. Conférence environnementale, ouverture de la table ronde « Renforcer les actions en santé-environnement », 26 avril 2016. Disponible sur www.solidarites-sante.gouv.fr.

24. « Stratégie décennale de lutte contre les cancers 2021-2030. Feuille de route 2021-2025 : de l'espoir pour tous, des progrès pour demain », INCa, p. 15.

leur comportement n'est pas modifié, alors c'est de leur faute. Cette vision individualiste balaie les différences de pouvoir d'agir et fait peser sur les personnes la responsabilité de leurs maladies chroniques.

Ainsi que nous l'avons exploré dans ce livre, le discours actuel autour de la prévention du cancer du sein repose beaucoup sur la culpabilisation des femmes et met en avant le style de vie et les choix individuels plutôt que les causes systémiques qui peuvent influencer le développement de la maladie. La lutte contre le cancer du sein est ainsi orientée à la fois vers une approche technologique dans la détection précoce et dans les traitements du cancer, et vers une approche individuelle, où il est enjoint aux femmes de « faire les bons choix » (passer une mammographie, arrêter de fumer). Ces deux approches en invisibilisent une troisième, comme l'a analysé la sociologue de la santé Marie Ménoret[25] : « La troisième option, en reliant la maladie à des déterminants collectifs économiques et environnementaux, semble, en l'état, la voie la plus proche d'une politisation salutaire du risque de cancer du sein. »

Pour s'attaquer aux causes de la maladie, il faut des politiques de santé environnementale ambitieuses. C'est là qu'une approche syndémique du cancer pourrait être utile, afin de prendre en compte les aspects à la fois biologiques, économiques et sociaux des maladies chroniques. Le rédacteur en chef de la revue scientifique *The Lancet* qui a publié les recherches sur la syndémie écrit à propos du Covid-19 ce que l'on pourrait transposer au cancer et autres maladies chroniques : « La vulnérabilité des citoyennes et des citoyens les

25. *Op. cit.*, p. 45.

plus âgés des communautés noires, asiatiques et des minorités ethniques, ainsi que des travailleuses et travailleurs clés qui sont souvent mal payés et avec moins de protections sociales, indique une vérité à peine reconnue jusqu'alors : que peu importe à quel point un traitement est efficace ou un vaccin protecteur, la poursuite d'une solution purement biomédicale au Covid-19 échouera. À moins que les gouvernements ne conçoivent des politiques et des programmes pour faire reculer les inégalités en profondeur, nos sociétés ne seront jamais vraiment à l'abri du Covid-19[26]. »

L'argent, le nerf de la guerre contre le cancer

Si ce livre n'a pas pour objectif d'enquêter sur les liens entre laboratoires pharmaceutiques, politiques publiques et traitements du cancer du sein, nous souhaitons cependant les questionner et partager quelques réflexions devant des faits qui nous ont interpellées. En 2017, les cancers représentaient le deuxième poste de dépenses de santé de la Sécurité sociale, tandis que l'incidence des ALD a presque doublé entre 1994 et 2008[27], ce qui ne peut pas être expliqué par le vieillissement de la population (l'incidence des cancers a progressé presque cinq fois plus vite que le changement démographique sur la période). Si les cancers ont un coût pour le système de santé publique, ils semblent aussi représenter une source de gains pour le secteur privé.

---

26. D'après Richard Horton (traduction de l'autrice), « Offline: COVID-19 is not a pandemic », *The Lancet*, 2020, 396 (10255) : 874.

27. André Cicolella, « Santé environnementale et maladies chroniques, le coût de l'inaction », *L'Économie politique*, vol. 80, n° 4, 2018, pp. 17-29.

« Nous vivons dans une économie de profit et la prévention contre le cancer ne rapporte rien ; seul le traitement du cancer rapporte, écrivait Audre Lorde[28]. La prévention qui assainirait l'eau que nous buvons, les aliments que nous mangeons et l'air que nous respirons (rendant au passage la planète plus saine pour tous les êtres vivants) coûte cher. En revanche, la prévention qui repose sur une détection précoce du cancer du sein rapporte beaucoup : aux entreprises qui fabriquent des appareils de mammographie, à celles qui produisent des traitements médicamenteux.

Dans son article sur les politiques de prévention du cancer du sein, Marie Ménoret[29] revient sur le revirement de situation qui a eu lieu aux États-Unis à la fin des années 1990 : suite à une conférence de consensus organisée par l'Institut national du cancer états-unien pour statuer sur le dépistage des femmes de moins de 49 ans, les recommandations plaident pour une information basée sur les preuves scientifiques à soumettre à chaque femme, qui prendra elle-même une décision. Mais cette recommandation ne sera pas suivie ; elle a donné lieu à un débat qui sera en définitive tranché sur la scène politique : « Ce sont finalement les membres du Congrès et les radiologues qui ont dominé l'issue de cette histoire, dans la mesure où les activistes et les usagères avaient largement souscrit aux conclusions du rapport initial. » La chercheuse indique ensuite : « C'est aussi dans ce contexte-là qu'il faut lire l'hégémonie du paradigme de la détection précoce, discrètement mais efficacement soutenue par les grands laboratoires. La traque du plus petit cancer possible que l'on

28. *Op. cit.*, p. 88.

29. *Op. cit.*, pp. 41-42.

pourra guérir facilement – quête exacerbée aujourd'hui dans la recherche de gènes de prédisposition au cancer du sein – est une quête d'espoir. Cet espoir est totalement investi dans une science idéale. Depuis des décennies, cette science est décisive dans la construction de l'espoir en cancérologie. »

L'espoir, c'est ce qui fait tenir les patientes et leur entourage : l'espoir en de nouveaux traitements, l'espoir en la réussite d'essais thérapeutiques. Chaque année, au mois d'octobre, de nombreuses initiatives citoyennes visent à collecter de l'argent pour « la recherche », sans que l'on sache très clairement ce que recouvre ce mot. Ainsi l'opération « On pose pour le rose », qui propose des séances photo au mois d'octobre, a récolté 25 000 euros reversés à « la recherche contre le cancer du sein » sans faire savoir de quels laboratoires il s'agit[30].

En juillet 2019, au cinéma, je me souviens avoir vu une publicité sur écran géant pour la course Odyssea : des personnes couraient en rose en vue de lever des fonds pour la recherche sur le cancer du sein. Il y avait quelque chose de dérangeant à voir tous ces sourires rose bonbon, de personnes bien portantes, associés à cette maladie. Une charité faite aux malades et à la recherche. Sur le site de la course 2021[31], on peut choisir de s'inscrire entre plusieurs activités comme la zumba « solidaire » (10 euros) ou la marche de 5 kilomètres, « solidaire » également (15 euros), qui permettent d'arborer fièrement un t-shirt rose. Une course de 1 kilomètre pour les enfants, intitulée « Je cours pour maman », m'a mise particulièrement mal à l'aise. Si j'étais jusque-là gênée de voir

30. www.onposepourlerose.fr.

31. www.odyssea.info.

défiler les images de personnes courant en rose, tout sourire – malgré leur conviction de faire quelque chose de bien pour elles-mêmes, pour les patientes ou les familles de celles qui ne sont plus là –, en voyant ce titre de la course pour enfant, j'ai compris mon malaise : on responsabilise les enfants de la maladie de leur sœur, mère, tante ou grand-mère. Et si cet·te enfant ne parvient pas à courir son kilomètre, qu'est-ce que cela veut dire ? Et si elle ou il court, mais que le cancer de sa mère ne guérit pas ?

En 2016, l'association Cancer Rose avait consacré un article à ces courses, intitulé « Les courses roses, une charité bien ordonnée ». Une femme qui avait un cancer témoignait alors : « Tout ça, c'est pour les bien-portantes. Moi, je ne peux que les regarder courir, l'estomac entre les dents. Tant mieux si elles s'amusent, elles[32]. » Je suis navrée d'être celle qui l'annonce, mais ce n'est pas en courant qu'on guérit du cancer. C'est en payant les chercheur·se·s, en responsabilisant les industriels, en mettant les politiques face à leurs décisions. Pas en faisant porter le poids de la maladie sur des enfants qui sont sûrement déjà bien éprouvés par tout cela.

Il y a aussi quelque chose de profondément dérangeant à faire dépendre des institutions de recherche de levées de fonds faites par les particuliers. Odysséa soutient ainsi depuis plusieurs années l'institut Gustave-Roussy. L'argent a aussi permis de financer des postes de jeunes chercheur·se·s[33], et ça, je ne peux y rester insensible. Mais cela n'empêche pas que ce

32. « Les courses roses, charité bien ordonnée », www.cancer-rose.fr, 13 novembre 2016.

33. « Le projet soutenu, le programme de recherche de Clara Nahmias », www.odyssea.info.

mode de fonctionnement rend les budgets incertains pour les chercheur·se·s, ne permettant pas de projections sur plusieurs années. L'argent issu des dons sera du bonus, une rallonge, et aura donc un impact limité. S'il y a moins d'argent récolté, il y a moins de recherche ou d'associations soutenues, et cela a des conséquences très concrètes sur les femmes qui ont un cancer du sein.

La pharmaceutique, vendre ou soigner ?

Quand les institutions publiques ne s'investissent pas à la hauteur, où trouver l'argent ? En juillet 2021, le réseau France Assos Santé alertait sur la baisse des subventions publiques européennes pour les associations : « Patients et usagers ont besoin d'associations européennes indépendantes pour faire entendre leur voix dans l'élaboration des politiques de l'UE. Sans subventions publiques, pas de démocratie européenne en santé #BringBackOperatingGrants #SaveEU-HealthNGOs[34]. » Les financements publics sont indispensables afin d'éviter de dépendre de financements privés, notamment des laboratoires pharmaceutiques, qui peuvent générer des conflits d'intérêts importants, mais ne manquent pourtant pas une occasion de proposer leurs « services »... Mais sont-ils vraiment désintéressés ?

> « Maëlle : Ce matin je vois que toutes les instagrameuses du collectif 1310 sur le cancer du sein méta font le même post, la même minividéo et un long texte sur

34. @France Assos Santé, www.twitter.com.

l'historique de leur maladie et à la fin un tout discret... #laboratoirepfizer[35].
Du coup, j'écris à une des nanas pour voir si elle peut m'expliquer le rôle de Pfizer dans tout ça et en réponse, elle m'envoie une capture d'écran de la vidéo qu'elles ont toutes partagée où une nana parle du cancer méta pendant quelques secondes. Rien d'autre. Maxilangue de bois ou naïveté ??
Lucie : Naïveté, visiblement.
Maëlle : Je trouve ça ouf.
Lucie : Sa réponse est limite à côté de la plaque. Je trouve ça tellement hallucinant d'utiliser les malades pour se faire de la pub. Pas d'éthique, quoi, les mecs ne font même pas semblant.
Maëlle : Voilà. Ils utilisent ces nanas, ça me rend ouf. Et encore une fois, je ne comprends pas bien ce qu'ils ont derrière la tête. Car les prescripteurs, donc leur cible, ce sont les oncologues.
Lucie : Ben... se faire connaître pour une bonne cause.
Maëlle : Juste une histoire d'image ?
Lucie : Je ne vois que ça. Ils n'ont pas de médoc cancer du sein dans leurs produits ?
Maëlle : Ça ne fait que renforcer mon soupçon qu'ils se font de la thune sur les malades chroniques et qu'ils ont tout intérêt à nous garder malades chroniques. Ah si ! Ils ont des molécules cancer du sein méta. Mais pas de molécule miracle qui guérit. Dommage pour nous, tant mieux pour eux. J'ai trop envie de creuser cette piste. Je sens un gros, gros loup : parlons métastases autour d'un petit muscadet bien frais, Martine ! » (Octobre 2018)

35. Vidéo disponible sur le compte Instagram de @marinecharron.

Sur son site internet, le laboratoire Pfizer indique : « Nous soutenons le Collectif 1310, dont le nom fait référence au 13 octobre, journée nationale dédiée au cancer du sein métastatique. Rassemblant les associations de patients Europa Donna France, Juris Santé, Life is Rose, Mon Réseau cancer du sein, Étincelle, Vivre comme avant et BRCA France, ce collectif se mobilise pour mieux comprendre les besoins des patientes, les accompagner dans leur parcours de soins et contribuer au maintien de leur place au sein de la société[36]. » Financer des actions qui permettent d'accompagner les patientes en parcours de soins, c'est aussi contribuer à la construction d'une image positive du laboratoire auprès du public. Pfizer finance également un site qui cartographie les soins de support en France[37], des lieux de rencontre pour les personnes ayant un cancer du sein métastatique en partenariat avec l'association RoseUp, ou encore un livret d'information pour les patientes. Cet engagement de Pfizer auprès des patientes n'est pas nouveau. Au début des années 2000, la sociologue Marie Ménoret écrivait déjà : « En France, par exemple, l'entreprise Pfizer (dont le nom est, entre autres, associé à quelques médicaments utilisés en oncologie – Farmorubicine® ou Aromasine®, par exemple) encourage concrètement l'émergence d'un segment associatif dans le domaine du cancer du sein[38]. »

Le groupe soutient également des réunions pour les professionnel·le·s de santé sur la thématique du cancer métastatique. Dans *Les Brutes en blanc*, le médecin Martin Winckler

---

36. « Cancer du sein : une réalité plurielle », www.pfizer.fr.

37. www.lavieautour.fr.

38. *Op. cit.*, p. 37.

écrit : « Depuis toujours, l'industriel du médicament est le meilleur ami du médecin français[39] », qu'il qualifie de « prescripteur docile ». Depuis 2018, le Code de la santé publique prévoit un an d'emprisonnement et 75 000 euros d'amende pour tout·e professionnel·le de santé recevant des avantages en nature ou en espèce de la part de personnes commercialisant des produits remboursés par la Sécurité sociale. Ces échanges restent autorisés dans le cadre de conventions, laissant ainsi toujours la possibilité aux laboratoires pharmaceutiques de financer les formations continues, les colloques internationaux et les recherches des médecins. Aux États-Unis, une recherche menée entre 2013 et 2015 a corrélé la visite de représentant·e·s des laboratoires pharmaceutiques auprès de médecins à l'augmentation de la prescription des traitements produits par le laboratoire (*vs* une molécule produite par un autre laboratoire) pour les cancers du poumon et du rein. Cette corrélation était d'autant plus forte que les médecins avaient perçu des sommes supérieures à 100 dollars[40] (environ 85 euros).

Selon Marie Ménoret, face au modèle dominant de collaboration entre associations de patientes et laboratoires pharmaceutiques, une référence alternative tente de se faire entendre en Amérique du Nord et dans quelques pays européens (Angleterre, Irlande, Suède notamment), qui s'aligne sur une vision fort différente en termes de santé publique. Elle ne limite pas la prévention à une démarche de dépistage et/ou à une consommation chimio préventive (comme le tamoxifène supposé, dans certains cas, empêcher la survenue d'un cancer

39. *Op. cit.*, p. 305.

40. A.P. Mitchell, A.A. Winn, J.L. Lund et S.B. Dusetzina, « Evaluating the Strength of the Association Between Industry Payments and Prescribing Practices in Oncology », *Oncologist*, 2019 May;24(5):632-639.

du sein), mais étend son outillage de prévention en direction de perspectives écologiques et environnementales. Ainsi la conférence de Kingston[41] mettait-elle, par exemple, l'accent sur les profits réalisés par une industrie du cancer qui produit, d'un côté, du médicament anticancéreux et, de l'autre, pesticides, herbicides et autres produits cancérigènes chimiques. Dans cette vision alternative, une perspective collective et politique se substitue à une vision quasiment essentialiste : ça n'est pas plus le fait d'être une femme qui détermine la survenue d'un cancer du sein qu'un environnement pathogène. La notion de "prévention" est d'ailleurs, dans cette alternative, tout à fait adaptée[42]. »

Alors, la pharmaceutique, un business comme un autre ? Si l'on en croit les difficiles négociations pour lever les brevets sur les vaccins contre le Covid-19[43], il semblerait que oui. De nombreuses femmes qui ont un cancer du sein métastatique triple négatif, autrement dit qui continue à progresser malgré les traitements, ne peuvent accéder à un produit qui représente un espoir pour elles : le Trodelvy®, produit aux États-Unis par le laboratoire Gilead en trop petite quantité pour être exporté. Seul un petit nombre de femmes a pu bénéficier d'une autorisation temporaire d'utilisation (ATU) nominative en attendant la commercialisation en France, courant 2022[44].

---

41. Conférence mondiale sur le cancer du sein organisée au Canada en 1997.

42. *Op. cit.*, p. 37.

43. « Covid-19 : le Parlement se prononce pour la levée temporaire des brevets sur les vaccins », www.europarl.europa.eu.

44. « Traitement du cancer du sein triple négatif : l'ANSM délivre de nouvelles ATU nominatives pour Trodelvy® (sacituzumab govitecan) », 2 juin 2021. Une pétition adressée au laboratoire par le collectif #MobilisationTriplettes peut être signée sur www.change.org : « Cancer du sein triple négatif : donnez-nous accès aux traitements pour rester en vie ! ».

Ces mobilisations de patientes sont très importantes car elles permettraient d'améliorer le quotidien des femmes qui ont un cancer du sein métastatique, et pour certaines de rester en vie quelques mois de plus. Mais elles positionnent également les laboratoires comme les sauveurs, ce qui leur permet de détourner l'attention des causes des cancers.

Tou·te·s concerné·e·s

Chaque année en mars, l'institut Curie organise l'opération « Une jonquille contre le cancer » afin de collecter des fonds pour la recherche portée par l'institut sur ce sujet. En mars 2018, Maëlle vient d'apprendre une mauvaise nouvelle, elle pleure aux abords de l'hôpital lorsqu'une personne arborant une jonquille s'approche et engage la conversation sans y être invitée.

> « Après un an et demi de thérapies orales, mon oncologue m'annonce que je dois reprendre une chimiothérapie par intraveineuse. Je vais être à l'hôpital toutes les semaines. Perdre cheveux et poils, à nouveau. Souffrir. Je sors prendre l'air et je m'effondre en larmes à l'entrée de l'hôpital. Mars, c'est la saison d'Une jonquille contre le cancer. Des bénévoles ont un stand à l'entrée et vendent des jonquilles pour récolter des fonds. L'une d'elles s'approche de moi pour me réconforter. Je veux qu'on me laisse tranquille mais je ne sais pas le dire. J'ai trop mal. Elle insiste, refuse de me laisser. Et quand je lui explique ce qui m'arrive, elle se met à parler d'elle. De son cancer (guéri), de son traitement (une opération). Elle, elle, elle. Elle. À la fin, elle sort un tube de bulles de

savon, m'en souffle plein la figure, et me dit, tout sourire : "Je t'offre les bulles de savon de la guérison." »

À propos d'une de ses premières séances de chimiothérapie, Maëlle me racontait :

« J'ai découvert à Curie la population absolument atroce des associations. Enfin, je ne peux pas en faire une généralité, mais ceux que j'ai rencontrés dans cette horrible association, ils avaient une aura de solitude et de désespoir… En fait, tu sens qu'ils viennent régler leurs problèmes, avec toi, en te faisant croire qu'ils vont t'aider. Mais c'est horrible, ces gens-là sont horribles. Il y a une nana qui est venue me voir, et qui m'a demandé comme ça : "Bon, cha va pas, ma p'tite dame ?" ;"Ah ! bah, non, ça va pas trop, non." Et là elle me dit : "Vous savez, moi, ce que j'aime faire dans ces cas-là, c'est parler aux patientes de mes futures vacances. Elles aiment bien." Mais je m'en tape, en fait, de tes vacances à La Baule, là. Mais dégage ! Et il faut imaginer aussi que tout ça se passe alors que je suis branchée à un lit, et que je ne peux pas bouger. » (Juin 2018)

Cette charité associative énervait Maëlle au plus haut point. Agir face au cancer du sein nécessite de s'y confronter, pour ce que la maladie est et pour ce qu'elle fait. Nous pressentions que les patientes devaient être motrices dans ce virage qu'il faudrait amorcer pour que la société dans son ensemble cesse de détourner le regard du cancer. Mais on ne peut faire porter ce poids sur elles seules ni sur les femmes qui seraient potentiellement concernées : c'est bien nous toutes et tous qui devons y faire face.

Dépasser les histoires individuelles

Marginalisée au sein de la société en raison de son cancer, Maëlle s'est également sentie mise à l'écart lors de certains événements autour du cancer du sein car le sien était métastatique. Alors qu'elle cherchait des espaces militants pour en parler, elle s'est trouvée confrontée au manque de politisation des milieux qu'elle a croisés. En France, la loi Kouchner de 2002 a reconnu la participation des associations de patient·e·s comme importante au sein du système de santé, mais les actions citées dans la loi restent assez consensuelles : « Assistance psychologique, relais d'information, soutien à la réinsertion sociale, réalisation de campagnes médiatiques sur la recherche médicale et représentation des usagers dans les différentes instances hospitalières ou de santé publique[45]. »

> « J'ai choisi de participer au groupe sur la création de la toute première Cancer Pride en septembre. C'était génial mais effrayant, aussi, de voir qu'au début presque personne n'avait de vision politique de la chose… Limite ils imaginaient un grand salon du cancer avec assos, dépistage et goodies cosmétiques…
> J'ai pu parler pour les cancers métastatiques, parce que dans le milieu du cancer soit on en parle ultra brutalement, soit on baisse la voix et ÇA ME GONFLE. Genre soit on en parle avec des chiffres de mortalité définitifs et démoralisants, soit on en parle du bout des lèvres comme si c'étaient des entités à ne pas mentionner tellement ça fait peur. Ils n'imaginent plus un humain derrière ce mot, je crois.

45. « Loi du 4 mars 2002 (dite « loi Kouchner ») », www.3c28.fr.

> Moi je dis que ça suffit. Qu'à force de cultiver ce fantasme terrorisant, on ne regarde plus la population qui est là, qui existe, et qui a une place dans la société. Qu'il nous faut une prise en charge sociale adaptée, que l'urgence n'est pas le cancer dont tout le monde parle parce qu'il est curable et donc rassurant, l'urgence, c'est nous. Et qu'il faut donc parler de nous, être visibles et entendues. La recherche fait des choix, si on ferme notre gueule on ne sera jamais leur priorité. Et on est pourtant 10 % des cancers du sein. Ça suffit. » (Février 2018)

Dans son article sur les politiques de prévention du cancer du sein, Marie Ménoret[46] s'appuie sur l'activisme des patientes aux États-Unis pour faire ressortir l'absence de militantisme des patientes en France. Elle distingue trois types de militantisme. Le premier, poussé par les entreprises cosmétiques, produit des événements comme Octobre rose, où la priorité est donnée à la recherche biomédicale et au dépistage. Le deuxième, inspiré de la lutte contre le sida et des mouvements pour la santé des femmes, milite pour l'accès aux soins pour toutes. Le troisième, celui de l'activisme anticancer, place la question de la santé environnementale au cœur de ses actions. Si le premier type de militantisme est visible en France depuis plusieurs dizaines d'années, et que le troisième essaie de se faire une place sur la scène politique, il me semble que le deuxième type de militantisme, axé autour de la santé des femmes, est encore largement absent aujourd'hui.

46. *Op. cit.*, p. 37.

« Le cancer du sein dans les médias est toujours traité de façon compassionnelle. On va mettre en avant l'histoire de Martine car ce n'est pas dangereux. » (Janvier 2019)

Lors d'une conférence donnée en 2018, l'avocate et militante Elisa Rojas[47] rappelait que les personnes handicapées vivent dans des situations très précaires[48]. Dans ce contexte, militer est un luxe et demande une énergie qu'il est difficile à trouver lorsque toutes nos forces sont dédiées à la gestion du quotidien. Dans le cadre du cancer du sein, lorsqu'on est accaparée par les traitements et la lutte pour la survie, comment trouver la force pour militer ? Les personnes qui n'ont pas connu le cancer dans leur entourage se sentent rarement concernées par la question, et les femmes qui sont en rémission ne souhaitent pas forcément se confronter de nouveau à la maladie à travers le militantisme. Le rôle des patientes et anciennes patientes est pourtant crucial pour politiser la maladie et sortir du prisme individualiste du cancer.

Certaines le font pourtant pendant les traitements, comme Maëlle, ou après être sorties du parcours de soins, comme Nathalie Chillan au sein de son association Ma Tété, qui sensibilise au cancer du sein et accompagne les femmes concernées. Au départ, elle pensait diffuser des informations sur le cancer du sein, mais son projet s'est transformé dès la création : « En 2018, je crée cette association, et donc le

47. *Op. cit.*

48. Le niveau de vie des personnes handicapées, qui sont souvent des femmes, est inférieur de 60 % au niveau médian national. Eva Baradji, Laurence Dauphin, Jean-Sébastien Eideliman, « Comment vivent les personnes handicapées. Les conditions de vie des personnes déclarant de fortes restrictions d'activité », *Les dossiers de la DREES*, n° 75, www.drees.solidarites-sante.gouv.fr, février 2021.

militantisme a pris la forme associative, politisée, puisqu'on va au-devant de l'ARS, on va au-devant du groupement d'intérêt public concernant la cancérologie en Martinique, on va au-devant des médecins, on va au-devant de la Ligue, on essaie de construire avec tous ces acteurs-là. On essaie de développer des choses, des concepts, des moments d'échanges, de signer des partenariats aussi pour avoir des solutions concrètes sur ce que vivent les femmes et les hommes. [...] Le militantisme peut revêtir plusieurs formes et celle que j'ai choisie, c'est de m'impliquer dans la société martiniquaise pour faciliter le parcours de soins pour les hommes et les femmes touché·e·s par le cancer du sein, mais c'est aussi penser aux aidants, aux accompagnants, aux familles, aux enfants qui ont ces problématiques-là. Par exemple, Ma Tété a un partenariat avec le Conseil départemental de l'accès au droit en Martinique, ce qui permet d'y diriger les patient·e·s : elles sont déjà en résistance face à la maladie, mais il y a des parcours de vie qui font qu'elles doivent être encore plus en résistance. Et quand on est doublement en résistance, on ne peut pas se concentrer sur la maladie, sur comment guérir. Je ne reste pas sur la colère, je passe à l'action. »

La colère et le sentiment d'injustice peuvent paralyser, mais ils peuvent aussi être des forces créatrices. Maëlle a utilisé sa colère pour faire entendre sa voix à travers les réseaux sociaux et le podcast. Elle voulait « faire bouger les choses », comme se le rappelle son amie Aurélia : « Souvent, on parle de militantisme comme d'une chose extrême, d'assez négatif. Mais Maëlle m'avait dit une fois : "En fait, c'est bien d'être extrémiste, des fois. On a besoin d'être extrémiste pour bouger et faire bouger les choses." Je pense que c'est la première fois que quelqu'un me disait qu'être extrémiste pouvait être positif. »

Et dans cet extrémisme, son modèle d'action était l'activisme du sida des années 1990.

Act Up : une inspiration

En 2017, est sorti un film qui a bouleversé Maëlle et qui est sans doute l'un des points de départ d'Im/Patiente. Il s'agit de *120 Battements par minute*[49], qui raconte l'histoire des militant·e·s d'Act Up-Paris qui, face à l'inaction des pouvoirs publics, des médias et des laboratoires pharmaceutiques sur l'épidémie du sida, décident de s'organiser pour faire bouger les lignes au moyen d'actions chocs. Les militant·e·s d'Act Up (souvent des hommes, eux-mêmes séropositifs) ont agi pour informer le grand public sur l'ampleur de la maladie, interpeller les décideur·se·s politiques, défendre les droits des malades… bref, faire du sida un sujet politique.

Maëlle était emballée par cette réflexion, comme le rappelle son amie Mahana dans l'épisode 7 du podcast :

> « Mais c'est ça ! Il faut qu'on soit aussi forts que les gens qui ont eu le sida et qui ont pu porter ce combat et faire changer les choses ! »

Si le sida et le cancer sont des maladies très différentes, le film et la découverte du militantisme d'Act Up ont fait comprendre plusieurs choses à Maëlle : que la voix des malades

49. Coécrit et réalisé par Robin Campillo.

est non seulement légitime, mais aussi extrêmement précieuse, que ce sont elles et eux qui sont les meilleur·e·s expert·e·s de leur maladie, et que, pour faire avancer la recherche et les décisions de santé publique, politiser la maladie est indispensable.

Les associations de patientes autour du cancer du sein font un travail très important d'accompagnement des patientes et de leurs proches. Par exemple, la Ligue contre le cancer a permis un meilleur remboursement des prothèses mammaires, et dénonce régulièrement les inégalités entre les territoires dans l'accès aux soins. Mais Maëlle trouvait que l'on n'entendait pas assez la voix des premières concernées.

> « Il faut un Act Up des cancers en général. Mais le paysage ne nous invite pas au militantisme, à la différence du sida dans ses débuts qui touchait une population plus restreinte, plus facile à regrouper et beaucoup plus homogène. Ces populations, souvent marginalisées, en dehors de la norme, s'étaient déjà construites dans une lutte et politisées. Le problème du cancer, c'est qu'il touche de l'enfant au vieillard et que chacun ne vit pas la même chose. Ce qui divise énormément. » (Janvier 2019)

Dans l'épisode 7 du podcast, le docteur Fabien Reyal remarque lui aussi cette différence dans les formes de mobilisation entre le sida et le cancer, du sein plus particulièrement : « Les personnes qui sont actives dans des groupes autour du cancer du sein, les groupes associatifs, font certes un travail important, mais ne le font pas de manière extrêmement agressive tel que le faisait Act Up. C'était très spectaculaire, cela challengeait très violemment la prise en charge que l'on avait. Ça défiait le laboratoire pharmaceutique, ça défiait le législateur, ça défiait le pharmacien, ça défiait une méthodologie en statistique, ça défiait le médecin, ça défiait absolument tout le monde parce que c'était intolérable de voir ces hommes mourir de cette infection. [Pour le cancer du sein], on n'a pas ce challenge, et quand on a des projets de patientes partenaires, ou des projets associatifs, c'est souvent très posé, finalement très conventionnel, alors qu'on devrait peut-être challenger davantage, de façon beaucoup plus soutenue, de manière à nous aider à faire avancer aussi le système. »

Cela s'explique aussi par la différence de contexte. D'un côté, les années 1980 et la pandémie du sida, qui touche majoritairement des hommes, jeunes, homosexuels, marginalisés dans la société et menacés d'une mort très rapide. De l'autre, un cancer du sein qui touche en grande majorité des femmes que le sexisme met en concurrence, et dont la moyenne d'âge est de 61 ans.

Cela mettait vraiment Maëlle en colère. D'ailleurs, pour elle, si le combat contre le sida avait réussi à attirer l'attention des pouvoirs publics, c'est parce qu'il concernait surtout un public masculin, et que l'une des raisons pour lesquelles le cancer du sein avait aussi peu de visibilité, c'était parce que c'était un combat de femmes et que les femmes ont beaucoup moins la parole… C'est aussi pour cela que Maëlle voulait faire du cancer du sein un combat féministe. Car le féminisme rassemble et porte. Le militantisme permet de dépasser les discours témoignages autour du cancer du sein, en impliquant non seulement les autres personnes concernées par la maladie, mais aussi et surtout celles qui pensent ne pas l'être. En prononçant les mots qui font peur, « cancer », « métastase », « récidive », il contribue à changer la vision de la maladie et à briser le tabou. C'est ce qu'a constaté Anne-Sophie

Tuszynski : « Lorsque j'anime des ateliers dans les entreprises ou au sein de l'hôpital et que je demande "quel est le premier mot qui vous vient à l'esprit quand je dis cancer ?", dans 80 % des cas, on me parle de mort. Notre société n'a pas encore pris cette mesure que les cancers ne sont plus seulement un sujet de santé, mais bien un sujet de société, et donc un sujet d'entreprise et un sujet de travail. Pour preuve, les médias. Il y a encore quelques années, et c'est encore le cas, on ne prononçait même pas le mot "cancer", les gens mouraient d'une "longue et douloureuse maladie". Il reste encore beaucoup de chemin à faire à l'échelle de la société. »

Maëlle imaginait une convergence entre la recherche, les médecins et les patientes. En fait, un mouvement citoyen. Parce que faire reposer un combat de plus sur les patientes épuisées par les traitements n'est pas juste. Nous avons toutes et tous un rôle à jouer.

Pour un Octobre chauve ?

Remettre la voix des patientes au centre de toutes les discussions sur le cancer du sein est indispensable, car elles sont les plus légitimes à parler de leur maladie. Lors d'un événement de l'université des Patients organisé à Paris-Descartes, Maëlle était assez critique à l'égard du discours qui viserait à « redonner le pouvoir aux patient·e·s » :

> « Le pouvoir ne se donne pas, ce n'est jamais arrivé. Ça se lègue, à la limite, mais surtout, ça se prend. L'inconnue de l'équation, c'est : qui redonnerait le pouvoir ? On imagine que c'est le corps médical qui s'accroche à son pouvoir, comme le clergé qui tient au sien. Alors

que c'est faux. Cette tendance divise les deux corps qui devraient être soudés : les patients et les médecins. Qui ont pourtant le même objectif : guérir, soigner.
La violence des soignants vient de la violence qu'ils subissent eux et elles-mêmes. Les médecins sont désemparés face à cette maladie. Face à des labos tout-puissants, à des pouvoirs publics qui ne prennent pas leurs responsabilités. Ils sont seuls et démunis pour nous aider. Il faudrait écouter les femmes comme #MeToo a contraint à le faire. » (Janvier 2019)

Le regard sur les patientes est individualisé, sauf si ces dernières sont regardées collectivement pour entrer dans des statistiques. Alors que le collectif donne le pouvoir. « J'aimerais que les patients mesurent que ce sont eux qui ont le pouvoir. Vraiment », nous disait Quitterie Lanta.

Le militantisme a donné à Maëlle la confiance nécessaire pour revendiquer son existence en tant que femme avec un cancer du sein. Elle avait conscience de pouvoir notamment le faire grâce au soutien moral et financier de ses proches. C'est pour cela qu'elle a choisi de raconter la maladie, les maltraitances médicales, la violence administrative, les injonctions sexistes ; pour dire aux autres patientes : vous n'êtes pas seules, continuons ensemble.

Dans l'épisode 7 du podcast, son amie Estelle se rappelle que Maëlle lui disait :

« Quoi qu'il se passe, je ne veux pas me laisser abattre par ci, ça ou ça. Je veux continuer. Faire ma vie. »

Les amies de Maëlle parlent d'ailleurs d'une transformation qui a eu lieu au cours de sa maladie : elle est sortie de la docilité attendue des femmes, s'est imposée en tant que patiente, a pris la parole publiquement à travers le podcast. Ces actions sont des premiers pas pour créer un mouvement de patientes qu'elle envisageait, avec bienveillance, écoute et colère : une définition de la sororité, en somme.

Près de 12 000 femmes meurent chaque année du cancer du sein. Et pour autant, où sont les marches, les *sit-in* ? Qui pour améliorer l'accompagnement des patientes et les conditions de la recherche en oncologie ? Qui pour porter un projet politique ambitieux autour du cancer en se confrontant vraiment à la question de la santé environnementale ? Pour sortir du compassionnel et de la glamourisation du cancer du sein, peut-être que la première étape serait de boycotter Octobre rose et son ruban (qui, contrairement au triangle rose d'Act Up, choisi comme symbole pour retourner le stigmate, sert plutôt à maintenir les patientes dans des injonctions sexistes). Un mois d'octobre où l'on verrait des grandes affiches sur les perturbateurs endocriniens à la place des panneaux publicitaires, où seraient organisées des conférences sur le cancer du sein métastatique, où on sensibiliserait les jours de marché sur les effets cancérigènes des pesticides.

> « Dissimuler les signes de la maladie masque l'ampleur de l'épidémie. »

Comment créer alors un mouvement de patientes si elles-mêmes ne se voient pas ?

« Si on était toutes ensemble, les personnes qui ont un cancer, n'importe quel cancer, celles qui perdent leurs cheveux, si on était toutes et tous dans la rue, qu'on ne se cachait pas avec un bonnet, avec un foulard ou avec une perruque, en fait, si on se regardait tous dans la rue, on se rendrait compte que, ouais, en fait, c'est un VRAI sujet de société. Ça prend tout l'espace, et c'est important d'avoir un regard, d'avoir une conscience collective, de regarder ça ensemble. »

À Fos-sur-Mer, Saint-Denis, Saint-Nazaire, Fort-de-France, des voix s'élèvent déjà pour une meilleure santé de toutes. La colère gronde, et les voix des femmes sont de plus en plus nombreuses.

CONCLUSION

« Le féminisme est une révolution, pas un réaménagement des consignes marketing, pas une vague promotion de la fellation ou de l'échangisme, il n'est pas seulement question d'améliorer les salaires d'appoint. Le féminisme est une aventure collective, pour les femmes, pour les hommes, et pour les autres. Une révolution, bien en marche. Une vision du monde, un choix », écrit Virginie Despentes dans les dernières lignes de *King Kong Théorie*[1]. Après avoir lu cet ouvrage quelques semaines à peine après l'annonce de son cancer, et qui l'avait comme beaucoup d'entre nous remuée au plus profond, Maëlle écrivait à son amie Lucie qu'il lui avait donné la force de s'affranchir des clichés et de devenir elle-même :

> « Tout là-bas, au fond, je suis terrorisée et stupéfiée. Meurtrie que la vie soit si injuste avec moi. Triste de tous ces deuils à venir. Mais il y a aussi de la hargne et de l'énergie et de l'amour, beaucoup. » (Février 2016)

1. *Op. cit.*, p. 145.

Maëlle a fait de son expérience du cancer du sein un objet de questionnement. Comme dans une approche sociologique, elle a minutieusement documenté les effets de la maladie et des traitements pour en tirer une analyse féministe qui va bien au-delà de la sphère corporelle et médicale. La force de son récit fait résonner son expérience individuelle avec des questions universelles.

Au fil de ce livre, nous avons suivi son parcours d'im/patiente pour questionner les injonctions à la féminité qui le jalonnent : le sexisme bienveillant de l'entourage, les maltraitances à l'hôpital, les réactions face aux effets secondaires des traitements, le marché cosmétique du cancer, les campagnes de dépistage, le poids des charges familiales… Ces injonctions s'assurent que les femmes, même malades, restent bien à leur place : celle du soin aux autres, celle de la soumission. Ces injonctions patriarcales, auxquelles s'ajoutent les conséquences physiques invalidantes du cancer et des traitements, matent toute velléité révolutionnaire présente ou à venir.

Avec le podcast, et aujourd'hui avec ce livre, Maëlle et moi voulions encourager les femmes à raconter leur histoire du cancer, qui fait partie intégrante de leur vie. Car le cancer du sein, et en particulier le cancer du sein métastatique, peut être soigné, mais les médecins ne le considèrent jamais comme « guéri » : les patientes sont en rémission, un sursis face à la maladie, qui fait de l'incertitude leur quotidien. Sur le forum internet Les Impatientes, un document intitulé « Il faut que l'on vous dise…[2] » et rédigé par plusieurs patientes montre à quel point le quotidien reste marqué par l'expérience du

2. « Il faut que l'on vous dise… », www.lesimpatientes.com.

cancer. On peut y lire par exemple : « Chaque contrôle est un supplice, chaque attente de résultats est insupportable, chaque kyste, chaque bouton nous devient suspect… »

Alors que l'on mesure enfin la portée politique des expériences intimes des femmes grâce à la prise de parole d'un nombre de plus en plus grand d'entre elles et de l'activisme autour des violences sexuelles, des menstruations, ou encore de la grossophobie, le cancer du sein reste trop souvent cantonné à des expériences isolées. En parlant de « violences oncologiques », nous avons souhaité faire le parallèle avec la dénonciation des violences obstétricales qui a cours depuis bientôt une dizaine d'années en France et continue quotidiennement grâce au travail de militantes. La position de dépendance vitale dans laquelle sont placées les femmes avec un cancer du sein auprès du personnel médical rend cette prise de parole difficile, mais elle existe. La remise en question par les professionnel·le·s de santé de certaines de leurs pratiques est indispensable pour l'amélioration de la prise en charge et le respect de la dignité de toutes. Pour avancer ensemble face à la maladie.

Cette alliance entre médecins et patientes ne peut faire fi d'un·e troisième acteur·rice dans l'équation : le reste de la société. Adrien, un ami de Maëlle de longue date, dit à ce propos dans l'épisode 7 du podcast : « Ce n'est pas parce qu'on est malade que l'on doit s'engager dans un combat politique. En revanche, il faudrait que les personnes qui veulent s'engager dans ce combat soient soutenues. C'est certainement cela, je pense, que Maëlle voulait défendre comme idée et elle trouvait peut-être qu'il n'y avait pas assez d'espace pour cela dans son parcours de malade. »

Telle la lapine blanche qui court parce qu'elle n'a pas le temps, Maëlle m'a fait découvrir une réalité que je ne connaissais pas. Comme Alice dans le conte de Lewis Carroll, j'ai vu à travers ses yeux l'envers du décor – l'impact quotidien d'une maladie laide que l'on essaie de camoufler de rose. Je ne pensais pas être entraînée aussi intensément dans ce nouveau monde, et j'espère qu'avec ce livre vous l'avez été aussi. Notre souhait était de faire bouger les lignes, ou plutôt d'effacer celles qui existent entre les patientes et les autres : nous avons tou·te·s un rôle à jouer, que ce soit pour exiger des politiques publiques ambitieuses sur la question du cancer du sein, dans la mobilisation pour la recherche ou dans l'amélioration du quotidien des patientes. Vous l'avez compris, notre propos va au-delà de la thématique du cancer du sein métastatique ou même du cancer du sein et fait écho aux personnes qui ont une maladie chronique. L'épidémie silencieuse que constituent les maladies chroniques devrait nous pousser à nous impliquer de façon urgente car, de près ou de loin, nous sommes déjà tou·te·s concerné·e·s.

Dans une tribune au journal *Le Monde*[3], le docteur Fabien Reyal plaide pour une alliance entre médecins, patient·e·s et citoyen·ne·s. Il écrit que les citoyen·ne·s doivent « passer du statut d'objet de recherche à celui de partenaire de recherche ». Il préconise la formation de patient·e·s expert·e·s et la mise en place de programmes d'information sur la manière dont fonctionnent la recherche et la diffusion des résultats. Car il est plus facile de participer à des recherches lorsque l'on se sent impliqué·e.

---

3. « Chercheurs et médecins doivent accueillir les citoyens comme de véritables partenaires de recherche », www.lemonde.fr, 5 décembre 2016.

Maëlle avait cette force d'entraîner son entourage dans ses combats : le féminisme, le véganisme, le militantisme autour du cancer. Et ce faisant, elle nous a transformé·e·s. Quelques-unes de ses amies en témoignent :

« Elle m'a vraiment ouvert les yeux sur les inégalités hommes-femmes dans la maladie. Elle était très observatrice. Elle avait une capacité à fédérer qui était très forte. » Sophie

« Personnellement, elle a aussi changé mon rapport au corps médical. Je n'ai jamais été très fan d'aller chez le médecin, le gynéco, etc. Après avoir passé énormément de temps avec elle en chimio, les derniers mois à l'hôpital, je pose maintenant plein de questions à mes médecins. Je leur demande : "OK, vous me prescrivez tel médicament, expliquez-moi ce qu'il y a dedans, pour quoi c'est, qu'est-ce que ça fait." C'est quelque chose que je ne faisais pas du tout avant. J'étais complètement passive à ce sujet-là. Mais je me suis dit qu'en fait, c'est juste essentiel. J'ai besoin d'être actrice de ma propre vie. Je ne veux pas qu'un médecin me propose tout et n'importe quoi, alors que ce n'est pas forcément indispensable pour ma pathologie. » Estelle

« On l'a vue se transformer. Ce que je note, c'est l'impatience. Les filtres aussi qui pètent dans tous les sens : quand il y avait un truc qui l'énervait, "pam !", elle le disait. Et je pense qu'elle m'a permis de m'exprimer comme je le sentais, comme je ressentais les choses. Elle me disait : "Qu'est-ce que tu ressens, Caro, vas-y, dis-le, crache le truc !" et j'essaie encore aujourd'hui, dès qu'il y a un truc qui me pèse, de le dire, comme elle le faisait. Je me dis que je dois faire respecter mes droits et qu'il y a des choses que je ne devrais plus accepter. » Carolyn

« Maëlle, c'est un modèle. C'est quelqu'un qui a montré la voie. Qui nous a toutes montré la voie sur le féminisme, sur les droits des femmes. Elle avait toujours quelque chose à nous apprendre. Et c'est vrai qu'en général, quand Maëlle parlait, tout le monde l'écoutait. On était vraiment admiratif·ve·s de tout ce qu'elle racontait. » Jana

Ses ami·e·s l'ont entouré·e·s jusqu'au bout, et elle avait une conscience aiguë de cette chance dès les premiers mois de son traitement.

Le 21 juillet 2016, Maëlle fait le point sur ses premiers mois de cancer et rédige un mail général de remerciements, qui restera dans sa boîte d'envoi.

> « Salut à tous,
> Il était largement temps que je vous écrive.
> Parce que ça fait sept mois, parce qu'il y a eu deux magnifiques cagnottes qui m'ont permis de réaliser tellement de belles choses, et que ça méritait un MERCI énorme. Mais aussi parce qu'il n'y a pas eu que ça.
> Merci d'avoir été là, chacun de ces 204 jours, au bar du coin, à l'hôpital ou à des centaines – parfois des milliers – de kilomètres.
> Merci pour les lettres, mails, textos, WhatsApp et autres Messenger : un seul joli mot suffit, une unique attention fait la différence.
> Merci pour les vidéos débiles ou mignonnes, merci pour le flot de chats dans mon portable.
> Merci pour la compilation des meilleures chutes en Segway.
> Merci pour les selfies, voir vos têtes me réjouit.

Merci pour les livres, les films, les codes de connexion *streaming* et autres Netflix (chut).
Merci pour la bouilloire.
Merci pour la cafetière.
Merci pour le thé.
(Qui se lance pour les tasses ??)
Merci pour le beurre magique, sa confection et sa conservation.
Merci pour les infos pratiques, les bonnes adresses, les blogs, les contacts, les médecins... quand je n'avais plus de neurones et qu'il fallait pourtant avancer.
Merci pour les crèmes, les vernis, le maquillage, les foulards, les boucles d'oreilles.
Merci pour avoir trouvé le nom de mon futur chat (Prosper Chaton !).
Merci pour avoir trouvé le nom de mon futur chat-bis (Moussette Patoune !).
Merci pour les litres de Perrier en toute convivialité.
Merci de me laisser renifler vos verres de vin ou de whisky, je sais que c'est bizarre.
Merci de m'accompagner dans la recherche de la meilleure bière sans alcool (à date, Naturalia reste le grand gagnant).
Merci pour le kung-fu au parc de Choisy.
Merci pour la coupe de cheveux.
Merci pour les innombrables déjeuners.
Merci pour le jardin, même si je ne l'ai pas (encore) utilisé.
Merci pour vos lits, vos canapés-lits, vos camions et les cafés du matin.
Merci pour les randonnées parisiennes.
Merci pour les mots, merci pour le silence.

Merci pour les séances de méditation.
Merci pour le piano.
Merci pour les galettes saucisse.
Merci pour les yahtzee.
Merci pour votre temps, si précieux.

Merci pour mon tour de France. Merci pour Rennes, Étretat, Lyon, Cancale, Paimpol, Bréhat, Honfleur, les Vosges, Strasbourg, Belle-Île, Sarzeau, Avignon, Marseille, l'Auvergne, Agon-Coutainville.
Merci pour mon tour de Paris. Merci pour Ménilmontant, Saint-Fargeau, place de Clichy, Jaurès, les Buttes-Chaumont, Jourdain, Montreuil, Maisons-Alfort, porte de la Chapelle, Gentilly, Saint-Ouen, Ivry, et même pour place d'Italie.
Merci pour les bus, les trains, les voitures et j'espère les avions.
Merci pour avoir dépassé vos limites et être restés debout à mes côtés.
Ce monde est fou, vous le rendez beau.
Bisou,
Maëlle »

BIBLIOGRAPHIE

Ouvrages

Lauren Bastide, *Présentes : Ville, médias, politiques… Quelle place pour les femmes ?*, Allary Éditions, 2020.

Delphine Bauer et Ariane Puccini, *Mauvais traitements, pourquoi les femmes sont mal soignées*, Seuil, 2020.

Emmanuel Beaubatie, *Transfuges de sexe. Passer les frontières du genre*, La Découverte, 2021.

Mathilde Blézat, Naïké Desquesnes, Mounia El Kotni, Nina Faure, Nathy Fofana, Hélène de Gunzbourg, Marie Hermann, Nana Kinsky et Yéléna Perret, *Notre corps, nous-mêmes*, Hors d'Atteinte, 2020.

Cécile Bour, *Mammo ou pas mammo ?*, Thierry Souccar Editions, 2021.

Iris Brey, *Le Regard féminin. Une révolution à l'écran*, Éditions de l'Olivier, 2020.

Robert Buckman, *S'asseoir pour parler. L'art de communiquer de mauvaises nouvelles aux malades*, Masson, 2001.

Mona Chollet, *Beauté fatale. Les nouveaux visages d'une aliénation féminine*, La Découverte, 2012.

André Cicolella, *Cancer du sein : en finir avec l'épidémie*, Les Petits Matins, 2017.

Virginie Despentes, *King Kong Théorie*, Livre de Poche, 2007 [Grasset, 2006].

Géraldine Dormoy, *Un cancer pas si grave*, Leduc, 2019.

Emma, *Un autre regard. La charge émotionnelle et autres trucs invisibles* (tome 3), Massot, 2019.

Susan Faludi, *Backlash. La guerre froide contre les femmes*, Des femmes poche, 1993.

Malcolm Ferdinand, *Une écologie décoloniale*, Seuil, 2019.

Camille Froidevaux-Metterie, *Seins : en quête d'une libération*, Anamosa, 2020.

Marie-Rose Galès, *Endométriose, ce que les autres pays ont à nous apprendre*, Josette Lyon, 2020.

Clémentine Gallot et Caroline Michel, *La Charge sexuelle. Pourquoi la sexualité est l'autre charge mentale des femmes*, First, 2020.

Manon Garcia, *On ne naît pas soumise, on le devient*, Flammarion, 2018.

Françoise Héritier, *Masculin/Féminin I. La pensée de la différence*, Odile Jacob, 1996.

Arlie R. Hochschild, *Le Prix des sentiments. Au cœur du travail émotionnel*, La Découverte, Paris, 2017

Samantha King, *Pink Ribbons, Inc. Breast Cancer and the Politics of Philanthropy*, University of Minnesota Press, 2008.

Audre Lorde, *Journal du cancer,* suivi de *Un souffle de lumière,* Éditions Mamamelis, 2001.

Jessica Oublié, Nicola Gobbi et Vinciane Lebrun, *Tropiques toxiques, le scandale du chlordécone*, Les Escales, 2020.

Noémie Renard, *En finir avec la culture du viol*, Les Petits Matins, 2018.

Fiona Schmidt, *Lâchez-nous l'utérus ! En finir avec la charge maternelle*, Hachette, 2020.

Lili Sohn, « La Guerre des tétons » tome 1, *Invasion*, Michel Lafon, 2015.

Lili SOHN, « La guerre des tétons » tome 2, *Extermination*, Michel Lafon, 2015.

Lili SOHN, *Vagin tonic*, Casterman, 2018.

Liv STRÖMQUIST, *Les Sentiments du prince Charles*, Rackham, 2016.

Martin WINCKLER, *Les Brutes en blanc*, Flammarion, 2016.

Martin WINCKLER, *L'École des soignantes*, P.O.L., 2019.

Monique WITTIG, *La pensée straight*, Éditions Amsterdam, 2018.

Manuela WYLER, *Fuck my cancer*, Fayard, 2015.

Rapports et enquêtes

Barbara ALLEN, Alison COHEN, Yolaine FERRIER, Johanna LEES, « Fos EPSEAL : étude participative en santé environnement ancrée localement sur le front industriel de Fos-sur-Mer et Port-Saint-Louis-du-Rhône. Rapport final », janvier 2017.

COMITÉ ÉTHIQUE ET CANCER, « Cancer du sein et double mastectomie », avis 34, 15 mars 2018.

Gautier DEFOSSEZ, Sandra LE GUYADER-PEYROU, Zoé UHRY, Pascale GROSCLAUDE, Marc COLONNA, Emmanuelle DANTONY Patricia DELAFOSSE, Florence MOLINIÉ, Anne-Sophie WORONO, Anne-Marie BOUVIER, Laurent REMONTET, Nadine BOSSARD et

Alain Monnereau, « Estimations nationales de l'incidence et de la mortalité par cancer en France métropolitaine entre 1990 et 2018. Synthèse » Etude collaborative partenariale entre le réseau français des registres des cancers (Francim), le service de Biostatistique- Bioinformatique des Hospices civils de Lyon (HCL), Santé publique France et l'Institut national du cancer (INCa), 2019.

Endofrance, « Le parcours de soins et la qualité de vie des femmes atteintes d'endométriose », 7 mars 2021.

INCa « Stratégie décennale de lutte contre les cancers 2021-2030. Feuille de route 2021-2025 : de l'espoir pour tous, des progrès pour demain »

Ined, « Enquête Violences et rapports de genre (Virage) », www.virage.site.ined.fr.

Ligue nationale contre le cancer, « Face au cancer, l'épreuve du parcours de soins. Synthèse du rapport 2018-2019 de l'Observatoire sociétal des cancers », 2019.

Nous toutes, #Prendsmaplainte, mars 2021.

Résistance à l'agression publicitaire, « Le sexisme dans la publicité française. Rapport de l'Observatoire de la publicité sexiste 2019-2020 », 21 janvier 2021.

Unicancer, « Unicancer présente les conclusions de son étude relative aux retards de diagnostics en cancérologie liés à la crise sanitaire et déplore l'absence de revalorisation des praticiens des centres de lutte contre le cancer », 4 décembre 2020.

Zoé UHRY, Emmanuelle DANTONY Laurent ROCHE, Mathieu FAUVERNIER Camille LECOFFRE Lionel LAFAY, Gaëlle COUREAU, Morgane MOUNIER, Brigitte TRÉTARRE, Nadine BOSSARD et Laurent REMONTET, « Survie des personnes atteintes de cancer en France métropolitaine, 1989-2018 », Étude collaborative partenariale entre le réseau français des registres des cancers (Francim), le service de Biostatistique-Bioinformatique des Hospices civils de Lyon (HCL), Santé publique France et l'Institut national du cancer (INCa), octobre 2020.

Articles scientifiques, chapitres d'ouvrages et thèses

Barbara ALLEN, Yolaine FERRIER, Alison COHEN, « Un dédale d'études : questions sanitaires, production d'ignorance et connaissances improduites dans la région industrielle de Fos-sur-Mer », *in* Céline LEFÈVE, François THOREAU, Alexis ZIMMER, *Les humanités médicales. L'engagement des sciences humaines et sociales en médecine*, doin, 2020, pp. 165181.

Corinne BALLEYGUIER, Morgane COUSIN, Ariane DUNANT, Marie ATTARD, Suzette DELALOGE, Julia ARFI-ROUCHE, « Patient-assisted compression helps for image quality reduction dose and improves patient experience in mammography », *European Journal of Cancer* 2018, 103 :137142.

Eva BARADJI, Laurence DAUPHIN, Jean-Sébastien EIDELIMAN, « Comment vivent les personnes handicapées. Les conditions de vie des personnes déclarant de fortes restrictions d'activité », *Les dossiers de la DREES*, n° 75, février 2021.

Emmanuel Beaubatie, « L'espace social du genre. Diversité des registres d'action et d'identification dans la population trans' en France », *Sociologie*, 2019/4 (10) : 395414.

Alaia Cachenaut, Illana Cantin, Romain Cocault, Charlène Boué, « "Entre la vie et le corps, j'ai choisi la vie". L'influence des normes esthétiques féminines dans l'accompagnement des patientes atteintes du cancer », UT2J, 2019.

Carine Cambra, « Évaluation de la qualité de vie des patientes traitées par hormonothérapie pour un cancer du sein, en vie réelle, à l'aide d'une ecohorte », thèse, faculté de médecine et de sciences de la santé de Brest, 2018.

André Cicolella, « Santé environnementale et maladies chroniques, le coût de l'inaction », *L'Économie politique*, 2018, 80(4) : 1729.

Omahira Coutin, « Vécu de l'annonce de la maladie grave par le patient à La Réunion : étude qualitative », thèse de médecine, université de Bordeaux et université de La Réunion, 2018.

Mounia El Kotni, « Prendre soin de toutes », *in* Alternatiba, *Et si… le monde d'après ne ressemblait pas au monde d'avant ?*, 2021, pp. 107-112

Frantz Fanon, « Le syndrome nord-africain », *Esprit*, février 1952 : 237248.

Stephan Gabet, Clémentine Lemarchand, Pascal Guénel and Rémy Slama, « Breast Cancer Risk in Association with Atmospheric Pollution Exposure: A Meta-Analysis of Effect Estimates Followed by a Health Impact Assessment», *Environmental Health Perspectives*, 2021, 129(5): 057012.

Michael J. Glantz, Marc C. Chamberlain, Qin Liu, Chung-Cheng Hsieh, Keith R. Edwards, Alixis Van Horn, Lawrence Recht, « Gender disparity in the rate of partner abandonment in patients with serious medical illness », *Cancer*, 2009, 115(22) : 523742.

Peter C. Gøtzsche et Karsten Jul Jørgensen, « Screening for breast cancer with mammography », *Cochrane Database of Systematic Reviews*, juin 2013.

Monique Haicault, « La gestion ordinaire de la vie en deux », *Sociologie du travail*, 1984, 26(3) : 268-277.

Mary A. Halas, « Sexism in Women's Medical Care », *Frontiers: A Journal of Women Studies*, 1979, 4(2) : 1115.

Richard Horton, « Offline: COVID-19 is not a pandemic », *The Lancet*, 2020, 396 (10255) : 874.

Aaron P. Mitchell, Aaron N. Winn, Jennifer L. Lund et Stacie B. Dusetzina, « Evaluating the Strength of the Association Between Industry Payments and Prescribing Practices in Oncology », *Oncologist*, 2019, 24(5) : 632-639

Pauline Rebouillat, Rodolphe Vidal, Jean-Pierre Cravedi, Bruno Taupier-Letage, Laurent Debrauwer, Laurence Gamet-Payrastre, Mathilde Touvier, Mélanie Deschasaux-Tanguy, Paule Latino-Martel, Serge Hercberg,

Denis Lairon, Julia Baudry, Emmanuelle Kesse-Guyot, « Prospective association between dietary pesticide exposure profiles and postmenopausal breast-cancer risk in the NutriNet-Santé cohort », *International Journal of Epidemiology*, 2021, dyab015.

Rebecca H. Johnson, Franklin L. Chien, Archie Bleyer, « Incidence of breast cancer with distant involvement among women in the United States, 1976 to 2009 », *Journal of American Medical Association*, 2013, 309(8) : 800805.

Meriem Koual, German Cano-Sancho, Anne-Sophie Bats, Céline Tomkiewicz, Yael Kaddouch-Amar, Nathalie Douay-Hauser, Charlotte Ngo, Hélène Bonsang, Myriam Deloménie, Fabrice Lecuru, Bruno Le Bizec, Philippe Marchand, Jeremie Botton, Robert Barouki, Jean-Philippe Antignac, Xavier Coumoul, « Associations between persistent organic pollutants and risk of breast cancer metastasis », *Environment International*, 2019, 132 : 105028.

Magnus Løberg, Mette Lise Lousdal, Michael Bretthauer, Mette Kalager, « Benefits and harms of mammography screening », *Breast Cancer Research*, 2015, 17(1): 63.

Stefano J. Mandriota, Mirna Tenan, Paolo Ferrari, André-Pascal Sappino, « Aluminium chloride promotes tumorigenesis and metastasis in normal murine mammary gland epithelial cells », *International Journal of Cancer*, 2016, 139: 2781-2790

Anastasia Meidani, Arnaud Alessandrin, « Quand le cancer rencontre le genre », *Revue française de sociologie*, 2019,60(2) : 201224.

Marie Ménoret, « Prévention du cancer du sein : cachez ce politique que je ne saurais voir », *Nouvelles Questions féministes*, 2006, 25(2) : 32-47.

Eugenio Paci, Mireille Broeders, Solveig Hofvind, Stephen W. Duffy, Euroscreen working group, « The benefits and harms of breast cancer screening », *The Lancet*, 2013, 381(9869):800801.

B. Pistilli, A. Paci, AR Ferreira, A. Di Meglio, V. Poinsignon, A. Bardet, G. Menvielle, A. Dumas, S. Pinto, S. Dauchy, L Fasse, PH Cottu, F. Lerebours, C. Coutant, A. Lesur, O. Tredan, P. Soulie, L. Vanlemmens, C. Jouannaud, C. Levy, S. Everhard, P. Arveux, AL Martin, A. Dima, NU. Lin, AH. Partridge, S. Delaloge, S. Michiels, F. André, I. Vaz-Luis, « Serum Detection of Nonadherence to Adjuvant Tamoxifen and Breast Cancer Recurrence Risk », *Journal of Clinical Oncology*, 2020, 38(24) : 2762-2772.

Dorothée Prud'homme, « Du "soin global" au traitement discriminatoire. La prise en charge de patientes identifiées comme roms dans un service de gynéco-obstétrique parisien », *Terrains & travaux*, 2(29) : 85104

Claire Richard, « La santé autrement. Expériences communautaires, féministes et antiracistes », *Revue du crieur*, 2021, 18(1) :3047.

Priscille Sauvegrain, « La santé maternelle des "Africaines" en Île-de-France : racisation des patientes et trajectoires de soins », *Revue européenne des migrations internationales* (en ligne), 2012, 28(2) : 81-100.

Mara A. Schonberg, Mary Beth Hamel, Roger B. Davis, M. Cecilia Griggs, Christina C. Wee, Angela Fagerlin, Edward R. Marcantonio, « Development and Evaluation of a Decision Aid on Mammography Screening for Women 75 Years and Older », *JAMA Internal Medecine*, 2014, 174(3):417424.

Merrill Singer, Nicola Bulled, Bayla Ostrach et Emily Mendenhall, « Syndemics and the biosocial conception of health », *The Lancet*, 2017, 389(10072): 941950.

Gerard A. Tobin et Cecily Begley, « Receiving bad news: a phenomenological exploration of the lived experience of receiving a cancer diagnosis », *Cancer Nursing*, 2008, 31(5):E319.

Jonathan Vivier, « L'annonce d'une maladie grave. Enquête auprès de médecins généralistes de la région nancéenne », thèse de médecine, Université de Lorraine, 2013.

Christopher Paul Wild, « Complementing the Genome with an "Exposome": The Outstanding Challenge of Environmental Exposure Measurement in Molecular Epidemiology », *Cancer Epidemiology and Prevention Biomarkers*, 2005, 14(8):1847-1850.

Articles de presse et tribunes

Gérard Bapt, André Cicolella, Alexandre Feltz, Ana Soto et Anne Souyris, « Cancers du sein et de la prostate : "La santé environnementale doit passer de la marginalité à une position centrale" », www.lemonde.fr, 12 novembre 2019.

François BÉGUIN, « Les personnels hospitaliers restent mobilisés, onze mois après les premières grèves », www.lemonde.fr, 13 février 2020.

Rokhaya DIALLO, « Le #sparadrapgate montre comment les spécificités physiques des noir·e·s sont ignorées en France », Buzzfeed, 9 mai 2018.

Géraldine DORMOY, « Cancer du sein : "Traite-t-on la maladie ou la féminité ?" », www.lexpress.fr, 26 avril 2019.

Douce DIBONDO et Chayet CHIÉNIN, « Le cancer du sein, un combat à sein nu », *Nothing but the wax*, novembre 2017.

Renée GREUSARD, « #OctobreRose : revoilà la guimauve rose culpabilisante contre le cancer », L'Obs avec Rue 89, 25 septembre 2017.

Véronique HOUGUET, Isabelle SOING, « Cancer du sein, la traversée du désir », www.marieclaire.fr, octobre 2019.

Christine MATEUS, « "No bra" : de plus en plus de Françaises laissent tomber le soutien-gorge », leparisien.fr, 22 juillet 2020.

Christine MATEUS, « Devoir conjugal : sanctionnée pour avoir refusé de coucher avec son mari, elle saisit la justice européenne », www.leparisien.fr, 18 mars 2021.

Marine MILLER, « Un syndicat d'internes en médecine veut briser le tabou du sexisme à l'hôpital », www.lemonde.fr, 17 novembre 2017.

Fabien Reyal, « Chercheurs et médecins doivent accueillir les citoyens comme de véritables partenaires de recherche », www.lemonde.fr, 5 décembre 2016

Thibaut Schepman, « J'irai polluer près de chez vous », série pour www.lesjours.fr

Rémy Salmon, « Covid-19 et cancer du sein : le retard pris au diagnostic initial ne se rattrape pas », www.nouvelobs.com, 4 février 2021.

Lison Verriez, « "D'habitude, les gens comme vous se roulent par terre" : patients et médecins dénoncent les préjugés racistes du monde médical », www.francetvinfo.fr, 27 mai 2018.

Podcasts

Lauren Bastide, « Présent·e·s avec Elisa Rojas », La Poudre, Nouvelles Écoutes, 11 octobre 2018

Anne Corpet, « L'allée du cancer en Louisiane : les Afro-Américains victimes de l'industrie », RFI Grand Reportage, 5 avril 2021.

Elodie Font et Charlène Nouyoux, « Il était une fois la PMA », Cheek Magazine, 2018

Maëlle Sigonneau et Mounia El Kotni, « Im/Patiente », Nouvelles Écoutes, 2019

Webradio « Ressources & Vous », disponible sur YouTube.

« On est traité différemment en fonction de notre niveau de littératie en santé », Médecine, science et recherche clinique, Ramsay Santé Saison 1, épisode 5, 8 décembre 2020.

Films et Documentaires

Robin CAMPILLO, *120 battements par minute*, Enfin Bref Production, 2017.

JEUNE ET ROSE, *Alerte rose : le cancer du sein chez la femme enceinte ou allaitante*, 2017.

Stéphanie HASKI, *Accorps*, Enfin Bref Production, 2015

Elliott PAGE et Ian DANIEL, *There's something in the water*, Netflix, 2019.

Véronique PRÉAULT « Femmes, les oubliées de la santé », documentaire « Le monde en face », France télévisions, mars 2021.

Sites internet

Association d'Aide aux Victimes www.association-aide-victimes.com

Association Cancer Rose www.cancer-rose.fr

Association Cancer@Work www.canceratwork.com

Collectif Lutte et Handicaps pour l'Egalité et l'Emancipation www.clhee.org

Entrenoue, www.entrenoue.com

Les Flux www.lesflux.fr

Les Franjynes www.lesfranjynes.com

Global Cancer Observatory www.gco.iarc.fr

Institut National du Cancer www.e-cancer.fr

Les impatientes www.lesimpatientes.com

Ligue contre le cancer www.ligue-cancer.net

Site internet de Martin Winckler www.martinwinckler.com

Pétition du collectif #MobilisationTriplettes sur la plateforme change.org

Etude MyPebs www.mypebs.eu/fr

Association Pour une Médecine Engagée Unie et Féministe www.pourunemeuf.org

Association Rose-Up www.rose-up.fr

Réseau environnement santé www.reseau-environnement-sante.fr

Santé Publique France www.santepubliquefrance.fr

Plateforme Seintinelles www.seintinelles.com

Ministère des Solidarités et de la Santé www.solidarites-sante.gouv.fr

REMERCIEMENTS

Merci à toutes les personnes que nous avons rencontrées pour le podcast Im/Patiente et qui ont accepté de nous accorder du temps, toujours précieux. En particulier aux femmes qui nous ont livré leurs histoires intimes pour souligner comment le cancer envahit tous les aspects de la vie. Les parents de Maëlle tiennent également à remercier les Filles, les Rennai·se·s, l'Amicale, les Hackeuses, toutes celles et ceux qui ont toujours soutenu et accompagné Maëlle. Elles et ils se reconnaîtront.

Im/Patiente n'aurait sans doute jamais vu le jour sans l'enthousiasme de Lauren Bastide, qui l'a d'emblée soutenu, et la confiance de Julien Neuville : merci d'avoir amplifié nos voix. Chez Nouvelles Écoutes, nous avons eu la chance de travailler aux côtés d'une équipe talentueuse : Aurore Meyer-Mahieu au montage sonore, Laura Cuissard à la production, et qui a également participé à l'écriture des épisodes du podcast réalisés après le décès de Maëlle, Cassandra de Carvalho qui a réalisé une partie des entretiens et de la coordination, les comédien·ne·s Juliette Lebreton et Martin Hamelin,

Anouk Renouvel derrière les réseaux sociaux, et l'ensemble de l'équipe qui a permis au podcast d'atteindre des femmes partout dans le monde. Merci également à Lili Sohn qui a réalisé les illustrations et a su capter nos personnalités par photos interposées.

Travailler sur le cancer du sein, c'est aussi lire les récits de celles qui ne sont plus là. Manuela Wyler, Marie Ménoret, Marie-Dominique Arrighi et trop d'autres : vos analyses restent précieuses, vos voix comptent. Les vivantes vous célèbrent.

Pour que ce projet de livre devienne l'ouvrage que vous avez sous les yeux, il a fallu la patience et la fermeté de deux femmes. Un immense merci à Aline Sibony, chez First, de nous avoir étendu la confiance faite à Maëlle. Un autre à notre éditrice, Olivia Karam, qui est allée bien au-delà de son rôle et nous a accompagné·e·s dans le déploiement de ce livre à toutes les phases. Et parce qu'écrire demande de pouvoir prendre du recul : j'ai eu la chance d'être coachée par Anna Sibaud, qui m'a permis de débloquer le temps pour ce projet, rien que ce projet.

Enfin, à titre personnel, je souhaite remercier mes amies qui m'ont soutenue par messages, notes vocales, appels : Luce Dutech, Yéléna Perret, Nina Faure et Mathilde Blézat. Ainsi que ma mère, Corinne El Kotni, venue partager nos charges parentales pour permettre la finalisation de ce livre.

TABLE DES MATIÈRES